Seus Olhos

Cuidados e informações básicas para sua saúde ocular

Dr. Renato Augusto Neves
Dr. Fábio Casanova

CLA editora
2004

Editor: Fabio Humberg
Assistente Editorial: Cristina Bragato
Capa: Fernando Reis, com foto Getty Images
Projeto gráfico e diagramação: João Carlos Porto
Revisão: Fabio Zoppa

Dados Internacionais de Catalogação na Publicação (CIP)
(Câmara Brasileira do Livro, SP, Brasil)

Neves, Renato A.
Seus olhos : cuidados e informações básicas para sua saúde ocular / Renato Augusto Neves, Fábio Casanova. — São Paulo : Editora CL-A Cultural, 2004.

Vários colaboradores.
Apoio: Fundação Eye Care

1. Oftalmologia - Obras de divulgação 2. Olhos - Cuidados e higiene 3. Olhos - Doenças - Diagnóstico 4. Olhos - Doenças - Prevenção 5. Olhos - Doenças - Tratamento I. Casanova, Fábio. II. Título.

CDD-617.7
04-6645 NLM-WW 080

Índices para catálogo sistemático:
1. Olhos : Doenças : Prevenção, diagnóstico e tratamento : Oftalmologia : Obras de divulgação 617.7

Editora CLA Cultural Ltda.
Rua Coronel Jaime Americano 30 – salas 12/13 – 05351-060 – São Paulo – SP
Tel/fax: (11) 3766-9015 – e-mail: editoracla@editoracla.com.br
www.editoracla.com.br

Impresso no Brasil – outubro/2004

Seus Olhos

Cuidados e informações básicas para sua saúde ocular

Com a colaboração de:

- Dra. Anna Carholina Goes Lourenço
- Dr. Arnaldo Furman Bordon
- Dr. Bruno Castelo Branco
- Dra. Cristiane Silvestre
- Dra Daniela Meira Villano França
- Dra. Denise Barroso de Mello Cruz
- Dr. Frederico França Marques
- Dra. Lucia Regina Maria Brunácio
- Dr. Marcos Lago de Campos Cortes
- Dra. Priscilla Ballalai Bordon
- Dr. Tadaaki Yamada
- Dra. Valéria Maria Rezek Ajub

Apoio

FUNDAÇÃO EYE CARE

www.olhos.org.br

Índice

Capítulo 1
Como enxergamos? 9

Capítulo 2
Erros de refração 11

Capítulo 3
Óculos e lentes de contato 17

Capítulo 4
Cirurgia a Laser para miopia, astigmatismo e hipermetropia 35

Capítulo 5
Oftalmologia pediátrica e ambliopia 47

Capítulo 6
Proteção ultravioleta e óculos escuros 57

Capítulo 7
Prevenção de acidentes nos olhos 61

Capítulo 8
Diabetes e o olho 67

Capítulo 9
Estrabismo 71

Capítulo 10
Plástica e estética palpebral 77

Capítulo 11
Conjuntivites e doenças comuns da pálpebra e conjuntiva 83

Capítulo 12
Uveítes 89

Capítulo 13
Glaucoma 93

Capítulo 14
Catarata 101

Capítulo 15
Transplante de córnea 111

Capítulo 16
Degeneração macular relacionada à idade 119

Capítulo 1

Como enxergamos?

No olho de tamanho normal, chamado de emétrope (do grego *émetros* = que observa a medida, e *óps* = olho), os raios de luz que o atingem são convergidos por duas lentes para serem focados na retina, onde se forma a imagem. Essas duas lentes são a córnea e o cristalino.

A córnea é uma estrutura transparente, localizada na parte mais anterior do globo ocular, com poder aproximado de 40 dioptrias (graus).

O cristalino, localizado no interior do globo ocular, tem poder aproximado de 20 dioptrias e pode modificar o foco para longe e perto através da mudança de sua curvatura. Esse fenômeno é conhecido como **acomodação**.

Na retina (área nervosa no fundo do olho), as imagens são captadas por receptores de cores e formas (cones e bastonetes) e enviadas, através do nervo óptico, ao cérebro, onde serão codificadas e interpretadas.

A íris é a estrutura responsável pela cor dos olhos. Através de seu fechamento ou abertura, regula a intensidade de luz que entra no globo ocular.

Se compararmos o olho humano a uma câmara fotográfica, a córnea seria a lente anterior; a íris, o diafragma; e a retina, o filme.

Capítulo 2

Erros de refração

Nos olhos amétropes (do grego *a* = sem, *émetros* = que observa a medida, e *óps* = olho), os raios de luz convergem antes ou depois da retina, gerando os chamados **erros de refração**, que podem levar à baixa de visão de longe, de perto ou de ambos e, em alguns casos, ao cansaço visual e a dores de cabeça. Entre esses erros de refração, estão a miopia, a hipermetropia e o astigmatismo.

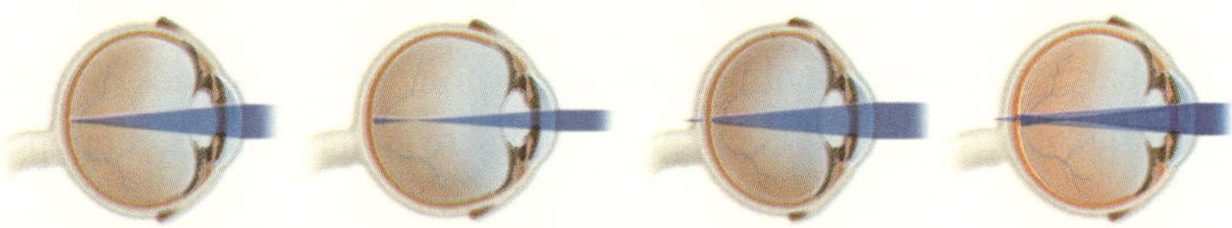

Olho normal	Olho míope. Imagem se forma antes da retina	Olho hipermétrope. Imagem se forma após a retina	Olho com astigmatismo. Mais de um ponto de foco

Os sintomas de cansaço visual são mais comuns na hipermetropia. Ao conjunto de sintomas do cansaço visual dá-se o nome de **astenopia**.

Hipermetropia

A hipermetropia (*hiper* = além da medida) ocorre quando o olho é muito pequeno ou a córnea muito plana e os raios de luz são focados **depois da retina**, devido a uma falta de convergência adequada. Nesse caso, são necessárias lentes esféricas **convergentes** (positivas) para trazê-los à retina.

O hipermétrope pode compensar o foco com a acomodação, que, se constante, pode levar ao cansaço visual. A queixa mais comum é que a leitura acaba se tornando difícil ou desagradável, com variação da nitidez, o que o obriga a interrompê-la periodicamente.

Em pacientes jovens e com graus baixos, a acuidade visual para longe não é comprometida, apresentando dificuldade de visão apenas para perto e astenopia, o que não ocorre em graus mais elevados – a partir de aproximadamente 2 dioptrias (graus) pode haver dificuldade para longe e perto.

Miopia

A miopia (do grego *myops* = que fecha os olhos) ocorre quando o olho é muito grande ou a córnea é muito curva e os raios de luz são convergidos para um ponto **anterior à retina**, sendo necessária a utilização de uma lente esférica **divergente** (negativa) para levá-los à retina.

A baixa acuidade visual para longe é a principal queixa dos míopes (quanto maior for o grau de miopia, maior será essa redução). O míope, assim, costuma fechar um pouco os olhos, utilizando um conceito das câmaras fotográficas – nas quais quanto menor a abertura do diafragma, maior a profundidade do foco –, criando uma compensação do foco inadequado. Para perto, sua visão é excelente.

O míope acomoda muito pouco, ou quase nada, por isso raramente queixa-se de cansaço visual nas tarefas de perto. A exceção são as altas miopias, nas quais o paciente é obrigado a aproximar-se demais no trabalho de perto e, conseqüentemente, a convergir exageradamente, queixando-se então de cansaço muscular.

Podemos observar uma situação semelhante em pacientes usuários de óculos que foram prescritos com o grau um pouco acima daquele que o paciente realmente tem (hipercorreção). Nesses casos, o paciente teria o foco da imagem localizado posteriormente à retina, comportando-se como um hipermétrope, justificando, portanto, as queixas de astenopia.

A hipercorreção em míopes é relativamente freqüente, podendo chegar a 30% dos usuários de óculos para miopia. Nem sempre causa desconforto e cansaço visual. Alguns pacientes não apresentam nenhuma queixa. Dentre as principais causas de hipercorreção, podemos citar o **espasmo de acomodação** (quando a musculatura ciliar responsável pela focalização da imagem está excessivamente contraída, geralmente por **estresse** ou excesso de trabalho com leitura) ou a realização do exame sem a dilatação pupilar, que, apesar de não ser obrigatória, pode evitar esse problema em alguns casos.

As miopias elevadas (maiores que 6 dioptrias) também podem evoluir com lesões retinianas associadas (especialmente entre 6 e 8 dioptrias), sendo identificadas em exames fundoscópicos (exame de fundo de olho). Essas lesões podem predispor ao descolamento de retina, daí a importância de diagnosticá-las e tratá-las profilaticamente. Pacientes portadores de miopia moderada e alta apresentam um risco até 40 vezes maior de descolamento de retina, se comparados a pacientes que não têm miopia. Por isso, devem submeter-se ao exame de mapeamento de retina anualmente, a fim de identificar a presença dessas lesões predisponentes, que podem levar a uma baixa de visão severa e definitiva.

Astigmatismo

No astigmatismo, a curvatura da córnea em um meridiano (eixo) é maior que no outro, semelhante a uma bola de futebol americano. Sendo assim, mais de um ponto de foco anterior ou posterior à retina é formado, levando ao astigmatismo miópico, hipermetrópico ou misto, que podem ou não estar associados à miopia ou à hipermetropia. As lentes para sua correção são as **cilíndricas** e devem ser utilizadas sobre o eixo do astigmatismo que varia de 0 a 180 graus.

Pode levar à baixa de visão de longe, de perto ou ambos e, em alguns casos, ao cansaço visual (astenopia), principalmente quando associado à hipermetropia.

Embora a criança, ao nascer, freqüentemente seja portadora de astigmatismo clinicamente significativo, existe a tendência para redução e até eliminação do problema entre um e seis anos de idade, não necessitando geralmente de correção com óculos nessa fase.

Os sintomas estão relacionados ao tipo de astigmatismo e à atividade visual do paciente. Os principais são astenopia, cefaléia (dor de cabeça) frontal e temporal. O astigmatismo simples, de grau fraco, praticamente não reduz a acuidade visual, sendo a visão até mesmo igual àquela obtida após a correção óptica. A redução visual, longe e perto, é mais acentuada no astigmatismo de grau elevado, especialmente no oblíquo e no composto.

Astigmatismo irregular

Resulta de irregularidades das superfícies corneana e cristaliniana. Não pode ser corrigido com lentes comuns, embora em alguns caso seja possível correção parcial.

As principais causas são: ceratocone, doenças que afetam a superfície corneana e alterações congênitas.

Presbiopia ("vista cansada")

Um olho emétrope, quando fixa um objeto no infinito, tem sua imagem focalizada sobre a retina. Quando o objeto se desloca do infinito em direção ao olho, a imagem retiniana sofre um deslocamento para trás, havendo necessidade, então, de um mecanismo de ajuste, denominado "acomodação".

O cristalino que faz o foco para longe e perto através da acomodação torna-se mais endurecido, maior e com menor capacidade de focar as imagens para perto após os 40-45 anos. Nesses casos, é necessária a utilização de lentes convergentes ou positivas para que seja possível a focalização dos pontos mais próximos. O indivíduo tende a afastar o objeto para que possa enxergá-lo melhor; mas, além de desconfortável, passa a ser impossível a partir de um certo momento, ou seja, "o braço vai ficando curto". Os míopes podem, ao chegar a essa idade, retirar os óculos e ter uma boa visão de perto.

A presbiopia é progressiva dos 40 aos 60 anos, aproximadamente, quando a acomodação é praticamente inexistente, havendo necessidade de óculos para perto de cerca de 1 a 3 dioptrias (graus) para conseguir foco perfeito na distância de leitura, que varia de 30 a 40 centímetros.

Correção dos erros de refração

Os erros de refração podem ser corrigidos por meio de óculos (com lentes esféricas e/ou cilíndricas positivas ou negativas), lentes de contato ou cirurgia.

As lentes para óculos podem ser acrílicas, mais leves e grossas; ou de cristal, mais pesadas e finas, porém com maior resistência a riscos. Caso haja necessidade de correção para longe e perto, podem ser confeccionados dois óculos separadamente ou essas duas lentes podem ser combinadas em forma de bifocal, com uma lente para longe e outra para perto, ou ainda em lentes multifocais, em que há um aumento progressivo da graduação de longe para perto.

A diferença da lente de longe e de perto é chamada de adição, que é a intensidade da lente positiva somada à lente de longe, para que possa existir o foco das imagens de perto.

Uma receita de óculos apresenta a prescrição para o olho direito e o olho esquerdo separadamente, em lentes positivas ou negativas.

Veja no exemplo abaixo:

OD - 2,25 DE – 1,50 DC x 180°
OE - 3,00 DE – 2,00 DC x 175°
ADD +2,50

Nesse exemplo, para o olho direito existe uma lente esférica negativa

(DE = dioptrias esféricas) de 2,25 dioptrias combinada com uma lente cilíndrica negativa (DC = dioptrias cilíndricas) de 1,50 dioptrias, orientada a um eixo de 180 graus. Ou seja, no olho direito temos 2,25 de miopia e 1,50 de astigmatismo a um eixo de 180 graus. Para o olho esquerdo temos uma lente esférica negativa de 3,00 dioptrias combinada a uma lente cilíndrica negativa de 2,00 dioptrias, orientada a um eixo de 175 graus. Isso quer dizer que no olho esquerdo encontramos 3,00 graus de miopia e 2,00 graus de astigmatismo ao eixo de 175 graus. Para ambos os olhos temos uma lente adicional positiva para perto de 2,50 dioptrias.

Esses óculos podem ser montados na forma de bifocal, multifocal ou, ainda, confeccionados em dois óculos separados. É necessário que o centro óptico da lente seja confeccionado exatamente sobre a pupila.

A correção com lentes de contato pode ser feita com lentes rígidas (duras) ou gelatinosas.

As gelatinosas são indicadas para pacientes com pouco ou nenhum astigmatismo e apresentam um maior conforto. Podem ser tóricas para correção de astigmatismos baixos. São encontradas nas formas de uso diário, prolongado ou descartáveis (com trocas diárias, mensais ou trimestrais), dependendo da sua permeabilidade ao oxigênio.

As lentes duras são utilizadas em pacientes com astigmatismo, sendo mais fáceis de manipular, porém com menor conforto. Podem ser de material acrílico, siliconado ou fluorcarbonado, sendo a permeabilidade ao oxigênio progressiva nesta ordem. Lentes multifocais também têm sido utilizadas para a correção de erros de refração de longe e perto. A limpeza e o correto manuseio das lentes, sua adaptação e o acompanhamento médico são fundamentais para obter bons resultados e garantir uma boa saúde dos olhos.

Capítulo 3

Óculos e lentes de contato

Todos nós temos características morfológicas únicas. Isso vale também para as prescrições de óculos. Não há ninguém exatamente igual.

As lentes e as armações devem ser escolhidas levando-se em conta a adequação às necessidades visuais, ao estilo de vida e, claro, ao aspecto estético do rosto.

O primeiro passo é fazer um exame cuidadoso dos olhos. O oftalmologista verificará a sua visão, detectará quaisquer dificuldades visuais, avaliará as necessidades de correção levando em conta o tipo de trabalho e/ou exigências visuais no tempo livre. Depois disso, caso seja necessário, vai prescrever o tratamento adequado.

Seleção das suas lentes oftálmicas

Se usar óculos for a opção mais adequada, há alguns fatores a considerar.

O tamanho das lentes

Hoje já não existem grandes limitações ao tamanho destas, mas devemos ter cuidado, porque as distorções das lentes oftálmicas aumentam proporcionalmente a sua potência e diâmetro, com exceção das lentes sem graduação, utilizadas para proteção contra os raios solares.

O material das lentes

Tanto as lentes plásticas como as minerais oferecem uma boa qualidade óptica. As plásticas são mais leves e mais resistentes ao impacto (aconselhadas especialmente para crianças e desportistas), mas podem ser mais caras e riscar mais facilmente do que as minerais. Esses dois tipos de materiais poderão ter espessuras diferenciadas dependendo do formato ou índice de refração, sendo as minerais sempre as menos espessas.

O revestimento das lentes

Existem no mercado revestimentos anti-risco específicos para as lentes plásticas, filtros especiais para ambientes de iluminação artificial ou natural, anti-reflexos, filtros de proteção e revestimentos que polarizam a luz ou que a espelham (estes dois últimos utilizados nos óculos de sol). O tratamento anti-reflexo elimina os reflexos da luz, dando maior transparência à lente e diminuindo o desconforto causado pelos reflexos.

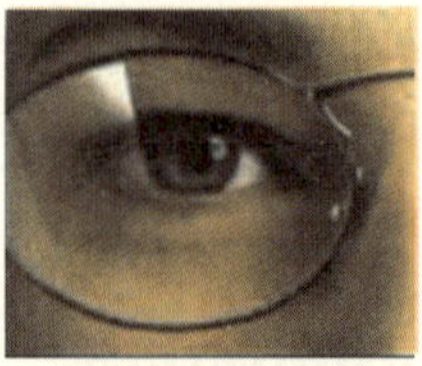

Lente sem anti-reflexo

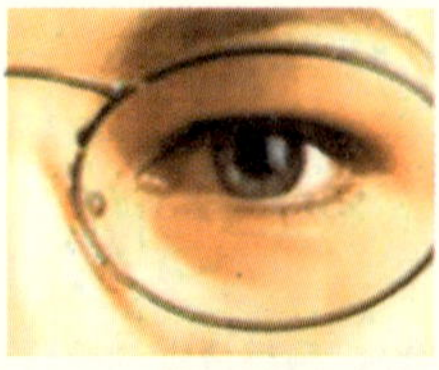

Lente com anti-reflexo

Tratamento das lentes

• **Anti-risco**

A camada anti-risco corresponde a uma camada de resina mais dura colocada sobre a superfície da lente para evitar os pequenos riscos que tiram a sua transparência.

- **Hidrofóbica**

  Tratamento que confere à lente uma camada antiaderente, evitando que a água ou a poeira permaneçam em sua superfície.

- **Coloração**

  É um processo utilizado nas lentes orgânicas para dar diversas tonalidades de cor.

- **Endurecimento**

  É um processo utilizado nas lentes de acrílico para dar maior resistência aos impactos. Utilizado normalmente em óculos de segurança e para crianças.

A tonalidade das lentes

A cor das lentes não é tão importante. Você poderá escolher dentre as cores do arco-íris, dependendo do tipo de utilização. Geralmente, lentes mais claras são indicadas para ambientes internos sob luz ambiente artificial, enquanto que as lentes mais escuras ficam reservadas para uso externo, ao ar livre.

Tipos de lentes

Normalmente dividem-se em dois tipos: Monofocais e Multifocais. Entre as monofocais incluem-se todas as lentes padrão ou, como o nome sugere, com uma única potência para longe e para perto (foco). Dentre as lentes multifocais, encontramos as lentes Progressivas, Bifocais e Trifocais, que terão graduações diferenciadas na sua superfície. A indicação do tipo adequado deve ser feita apenas por seu oftalmologista.

As lentes progressivas são lentes com múltiplos campos de visão, isto é: para longe, para perto e também para meia distância (visão intermediária), porém não apresentando nenhuma linha divisória, dando muito mais conforto ao usuário. Muitos pacientes gostam dessas lentes pelo aspecto semelhante ao das monofocais, que não denuncia a idade do usuário.

As lentes bifocais são lentes com dois campos de visão, um para longe e outro para perto, separados por uma linha divisória visível.

Principais Lentes Bifocais

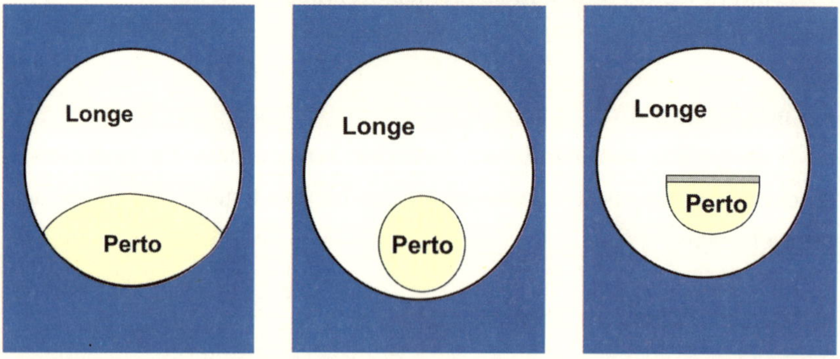

Ultex-Balux | Kriptok | Panoptik-Flap-Top

Tanto a lente multifocal como a bifocal são usadas por pessoas que possuem **presbiopia** (baixa de visão para perto). Essa dificuldade se inicia por volta dos 40 anos de idade. Essas lentes podem ser usadas também em alguns casos de estrabismo e após cirurgia de catarata congênita.

Para correção de hipermetropia são utilizadas lentes positivas ou convergentes; para miopia, lentes negativas ou divergentes; e para astigmatismo, lentes cilíndricas.

As lentes monofocais podem ser esféricas ou asféricas. As lentes asféricas, além de reduzirem sensivelmente sua espessura, amenizam as distorções laterais.

Material da lente

Lentes orgânicas

- **Orgânica comum**

São lentes em **resina orgânica** com índice de refração 1,499. Possuem tratamento contra raios ultravioleta, que são prejudiciais aos nossos olhos. É um material com **alta resistência a impactos**, porém **risca com mais facilidade** que as lentes de cristal, sendo necessário maior cuidado no seu manuseio. Essa deficiência pode ser contornada, pois a resina orgânica aceita tratamento anti-risco. São mais leves que as lentes de cristal, porém mais grossas.

- **Orgânica fotocromática**

São lentes em resina fotocromática, que escurecem ou clareiam conforme a incidência de raios solares. Possuem tratamento contra raios ultravioleta, prejudiciais aos nossos olhos, e também tratamento anti-risco, tornando-as mais resistentes aos pequenos riscos.

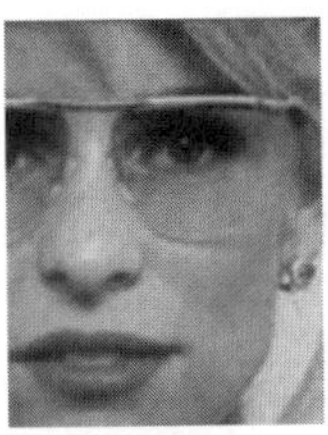

Ambiente Interno

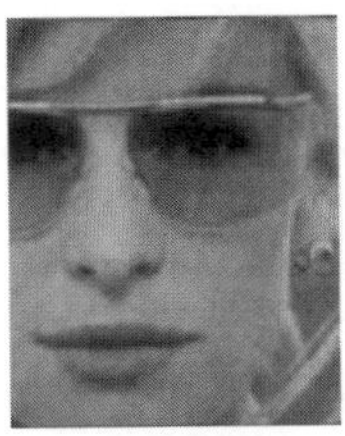

Parcialmente Nublado

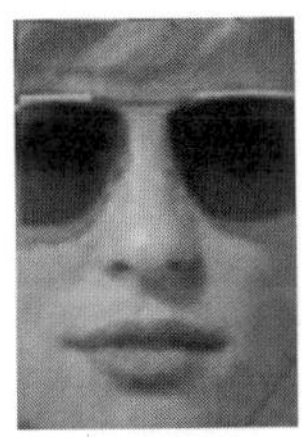

Ensolarado (22º)

- **Orgânica de alto índice**

São lentes em resina orgânica de alto índice de refração, **mais finas e mais leves** que as demais. Possuem tratamento anti-risco, tornando-as mais resistentes aos pequenos riscos, e contra raios ultravioleta. Indicadas para lentes acima de 4 graus (+ ou -).

- **Orgânica polarizada**

As lentes polarizadas filtram até 99% do brilho, ou a luz refletida na

horizontal. Já a luz refletida na vertical, útil para os olhos, passa pelas lentes sem nenhuma interferência. É composta por 7 camadas:
Camada 1: Filtro polaróide para eliminação do brilho.
Camadas 2 e 3: Filtro de absorção ultravioleta. Oferecem proteção total, filtrando todos os raios até 400 nanômetros.
Camadas 4 e 5: Camadas de suporte para resistência a quebra.
Camadas 6 e 7: Camadas de resistência ao risco.

Lentes de cristal

- **Cristal comum**

Lentes de cristal com índice de refração 1,523. Podem ser usadas para miopia ou hipermetropia e possuem proteção contra raios ultravioleta. São mais pesadas que as lentes acrílicas, porém mais finas e mais resistentes a riscos.

- **Cristal de alto índice**

Com índice de refração superior a 1,523, conhecidas como "High-Lite", possibilitam a confecção de lentes mais finas.

- **Cristal fotocromática**

Lentes de cristal com índice de refração 1,523. Podem ser usadas para miopia ou hipermetropia. Escurecem ou clareiam conforme a incidência de raios solares. Podem ser endurecidas, tornando-se mais resistentes aos impactos. Possuem proteção contra os raios ultravioleta.

- **Cristal colorida**

Lentes de cristal com coloração. As mais comuns são a Cruxite, uma lente de cristal com coloração levemente marrom, e a RB, que é uma lente de cristal com coloração levemente verde.

Lentes de policarbonato

Em média, são 26% **mais finas** e 28% **mais leves** que as lentes orgânicas comuns. São muito **mais resistentes** a impactos e possuem alto desempenho óptico em função da inflexibilidade de suas curvas.

As lentes de policarbonato são as mais indicadas para crianças, por serem leves, resistentes ao impacto, finas e sem distorções ou aberrações. Além disso, devem conter proteção contra radiação ultravioleta. As lentes CR-39 de resina rígida chegam a ser resistentes ao impacto, são mais baratas que as de policarbonato, mas riscam com facilidade.

Seleção das armações

Existe atualmente uma grande variedade de materiais utilizados, tanto na concepção como no acabamento. A tendência será existir um leque cada vez maior e mais diversificado, mas não podemos nos esquecer da forma e função para que foram desenvolvidas. A armação deverá ter o tamanho certo sem nunca exceder o tamanho do rosto, assentar confortavelmente no nariz e ser bem ajustada nas orelhas, para proporcionar uma boa estabilidade. Não deverá ser muito pequena, para não comprometer o campo visual, devendo levar em conta o tipo de lente pré-selecionada, principalmente nas lentes multifocais. Quanto ao formato, você pode decidir, com o apoio técnico do óptico, baseado na sua preferência, devendo-se evitar armações circulares para lentes cilíndricas (com astigmatismo), pois estas podem girar e alterar o posicionamento do eixo do cilindro que foi prescrito, causando baixa de visão e desconforto.

Materiais para armações

Genericamente podem ser divididas em dois grandes grupos: "metal" e "massa" .

Em metal encontramos armações que suportam as lentes por parafuso ou fio de nylon. As diferenças mais significativas estão nos revestimentos (banhos) que possuem. As mais eficazes, como antialérgicos, são as de titânio. São as armações preferidas por quem gosta de um aspecto estético final "leve".

Nas peças em "massa", o suporte das lentes é normalmente de encaixe a quente, embora nos novos materiais (silicone ou *kevlar)* este seja a frio. São normalmente preferidas por esconder mais facilmente a espessura das lentes. Para uso específico na prática de esportes, por exemplo, existem modelos que não usam nenhum metal. Para crianças, existem peças com capacidade de deformação total, com as vantagens já imaginadas.

As armações infantis devem ser resistentes ao impacto, leves, confortáveis, sem que estejam soltas no rosto e nem apertadas no nariz ou atrás da orelha. O material mais utilizado para essas armações é o policarbonato, que preenche os requisitos mencionados. Para crianças menores, o ideal são as de hastes presas na orelha, que permitem que se faça todos os movimentos sem medo de cair a armação.

Os pais devem sempre verificar as condições da armação no rosto da criança, pois, com o crescimento, ela pode tornar-se pequena e inadequada.

Controlando os custos

O preço dos seus óculos começa na prescrição, mas o montante final depende da sua opção. Todos os tratamentos ou filtros especiais nas lentes alterarão o preço final. Não se esqueça, porém, de que a qualidade e o produto apropriado são fundamentais para o seu conforto. Por isso, não use apenas o preço como critério de escolha e considere suas novas lentes como um investimento que deve ser feito com todo o cuidado.

Manutenção dos seus óculos

- Utilize apenas água e sabão para limpar suas lentes. Cuidados especiais são requeridos para as lentes plásticas, que exigem um enxaguamento prévio para retirar eventuais poeiras da sua superfície, assim como a utilização de um pano extra-suave. Faça a secagem com papel extrafino e limpo, lenço de papel, toalha macia ou pano especial fornecido pela ótica, evitando arranhões em sua superfície.
- Quando não estiver utilizando os seus óculos, guarde-os sempre no

estojo em algum lugar seguro. Nunca coloque as lentes para baixo ao deixá-los sobre alguma superfície. Em viagens, utilize sempre uma bolsa rígida.

- Tente usar sempre as duas mãos para colocar ou retirar os seus óculos. Se suspeitar de qualquer desalinhamento da estrutura, visite a sua ótica ou tenha sempre a prescrição em um local fácil de ser lembrado e acessível, para qualquer ajuste que for necessário (evitando, assim, alterações no posicionamento das lentes).
- Sempre leve os óculos novos para conferência com o médico.
- Visite o seu oftalmologista regularmente para uma observação dos seus óculos, e nunca hesite em pedir assistência.

Sobre os óculos de sol

- Será que o sol faz mal aos olhos?
- Devemos usar óculos de sol?
- Que tipos de óculos de sol devemos escolher?
- Há fatores que tornam os nossos olhos mais sensíveis à luz solar?

Essas são algumas das dúvidas que comumente as pessoas têm.

Vários estudos têm demonstrado que as pessoas mais expostas à luz solar têm uma maior tendência a desenvolver algumas doenças oculares, como catarata, degeneração macular relacionada à idade (DMRI), pterígio, pinguécula, dentre outras. Os raios ultravioleta (UV) são o componente da luz solar mais implicado no desenvolvimento dessas doenças. Para nos proteger deles é que devemos usar óculos de sol. Entretanto, óculos muito escuros não significam maior proteção. Devemos escolher óculos cujas lentes filtrem 99 a 100% da luz UV (tanto UV-A como UV-B). Leia mais detalhes sobre este assunto no capítulo 6 deste livro.

Mais do que a ação aguda dos raios UV sobre os olhos (que provoca uma queimadura na superfície ocular semelhante àquela causada na pele), o efeito acumulativo de longos períodos expostos à luz solar é que tem um efeito mais prejudicial sobre a visão. A exposição prolongada à luz UV pode causar diversas alterações oculares, mas a mais temida é a degeneração macular relacionada à idade, ou DMRI (ver capítulo 16).

Certas pessoas são mais atingidas pela radiação UV por questões profissionais (por estarem mais expostas ao sol) ou pelo local onde vivem: junto ao mar (onde há maior reflexo de luz solar na água e na areia), perto da Linha do Equador, em zonas mais elevadas, em regiões onde há neve.

Certos medicamentos podem também tornar os olhos mais sensíveis à luz. É o caso de doxiciclina, tetraciclina, alopurinol, entre outros.

Não se esqueça de que um bom chapéu de abas largas, embora não substitua os óculos, tem também um papel importante na proteção solar.

Lentes de contato

Existem vários tipos de lentes atualmente no mercado, que podem ser gelatinosas ou rígidas. Dentre as gelatinosas, temos as descartáveis, de uso prolongado, de alta permeabilidade, e as cosméticas ou coloridas. Em relação às rígidas, podemos citar as fluorcarbonadas, as fluorsiliconadas e as de PMMA (polimetilmetacrilato). As lentes de contato gelatinosas oferecem maior comodidade e praticidade, porém não conseguem corrigir as distorções visuais de córneas irregulares com alterações de superfície. Para esses casos, as lentes rígidas são as mais indicadas.

Tipos de lentes

1. Lentes de contato gelatinosas

1.1 Gelatinosas descartáveis

Oferecem maior conveniência e praticidade, facilitando a adaptação. Apresentam ainda a vantagem de substituição imediata da lente no caso de perda ou dano. Apesar de alguns fabricantes recomendarem seu uso mesmo para dormir, o paciente deve evitar essa prática, que aumenta o risco de infecção. Pessoas que dormem com as lentes de contato apresentam uma chance até 20 vezes maior de contrair uma infecção.

As lentes gelatinosas descartáveis geralmente são utilizadas pelo período de um mês, devendo então ser trocadas. Usualmente, há a necessidade da compra de outra caixa de lentes a cada seis meses. Apesar de serem descartáveis, exigem os mesmos cuidados de assepsia das lentes convencionais (de uso prolongado). A única diferença é que não é preciso fazer a desproteinização ou limpeza enzimática, já que o período de depósito se inicia somente em cerca de 30 dias após o uso da lente, época em que seria descartada.

São indicadas para míopes e hipermétropes, pessoas que buscam excelente relação custo-benefício e para usuários com dificuldade de manuseio.

1.2 Gelatinosas de uso prolongado

São usadas pelo período médio de um ano, devendo então ser trocadas ou submetidas a uma avaliação pelo oftalmologista. Com o tempo, as lentes tendem a apresentar depósitos em sua superfície, como proteínas, muco, além de bactérias e fungos, se não forem bem manuseadas e limpas corretamente. Em relação às descartáveis, têm a vantagem do custo menor, além de possuírem um maior espectro de correção, específicas para altas ametropias.

Apresentam ótima aceitação no mercado, representando um segmento expressivo no Brasil.

São indicadas para míopes e hipermétropes, pessoas que buscam maior economia e para usuários portadores de altos graus esféricos ou cilíndricos.

1.3 Gelatinosas de alta permeabilidade

As lentes de alto Dk (permeabilidade) representam uma verdadeira revolução no segmento de lentes de contato. São produzidas com silicone-hidrogel e proporcionam maiores índices de transmissibilidade de oxigênio do que as descartáveis convencionais, oferecendo maior segurança para o paciente.

São indicadas principalmente para míopes (são disponíveis apenas para os graus esféricos de –0,50D a –9,00D), pessoas que buscam maior versatilidade no uso de lentes de contato, para usuários que tendem a dormir com as lentes apesar de recomendação contrária e para usuários com dificuldade de manuseio.

1.4 Gelatinosas cosméticas ou coloridas

As lentes de contato coloridas vêm se firmando como um acessório de beleza extremamente requisitado, especialmente pelo público feminino. Esse sucesso é resultado de novos desenvolvimentos que reproduzem com maior fidelidade os traços dos olhos, garantindo um resultado estético ainda mais natural.

Estão disponíveis para pacientes portadores de miopias de até 6 graus.

São indicadas para uso cosmético e para míopes.

Erros mais comuns dos usuários de lentes gelatinosas

- O contato com águas contaminadas, o que inclui água da pia, água mineral ou água filtrada
- A permanência da lente durante a noite em soluções fisiológicas
- A demora na troca do estojo

2. Lentes de contato rígidas

Apresentam como vantagens sobre as lentes gelatinosas a maior qualidade de visão, maior durabilidade, resistência a depósitos, facilidade no manuseio, baixo custo, boa adaptação mesmo em pacientes portadores de olho seco leve ou moderado, maior permeabilidade ao oxigênio, habilidade de corrigir astigmatismo.

Suas desvantagens são o menor conforto, maior período de adaptação, menor estabilidade na superfície ocular, além da possibilidade de gerar um efeito psicológico indesejado.

2.1 Rígidas fluorcarbonadas

Caracterizam-se pela pequena incidência de contaminação das lentes, pela possibilidade de correção de altas ametropias e astigmatismo e pela alta transmissibilidade de oxigênio.

São indicadas para míopes, hipermétropes e astigmatas, pacientes portadores de altas ametropias e para usuários com rejeição ao material das lentes gelatinosas tradicionais.

2.2 Rígidas fluorsiliconadas

Apresentam boa umectabilidade, resistência a depósitos, maior permeabilidade ao oxigênio. Como desvantagem, apresentam maior flexibilidade, podendo sofrer alterações em sua forma e diminuir a acuidade visual em pacientes que necessitem de lentes rígidas para correção de erros refracionais como astigmatismo. O flúor em sua composição é responsável pela maior resistência aos depósitos e maior umectabilidade.

2.3 Rígidas siliconadas

São feitas de um polímero de silicone com o acrilato (PMMA). Apresentam boa permeabilidade ao oxigênio e boa estabilidade. Como desvantagens, têm baixa umectabilidade (embaçando às vezes), menor resistência a arranhões e tendência a depósitos de proteína e muco. Como são hidrofóbicas, apresentam flexibilidade aumentada, o que pode causar baixa na acuidade visual. O PMMA adicionado a este polímero serve para aumentar a umectabilidade e a rigidez da lente.

2.4 Rígidas de PMMA (polimetilmetacrilato)

As lentes rígidas de PMMA foram as primeiras a serem introduzidas no mercado, porém não estão mais disponíveis atualmente por não serem gás-permeáveis. Apresentam qualidade óptica excelente, não são tóxicas, são altamente transparentes, extremamente duráveis, resistem a depósitos e arranhões, porém têm Dk (permeabilidade) muito baixo.

2.5 Lentes especiais

Certos tipos de astigmatismo irregular, geralmente causados por ceratocone em fase mais avançada, necessitam de lentes rígidas especiais para melhor adaptação. Dentre elas, podemos citar a Sopper, com duas curvaturas diferentes na mesma lente, e a SoftPerm, lente híbrida contendo uma porção gelatinosa na periferia e outra rígida na parte central.

Manuseio e cuidados com as lentes

O manuseio correto combinado a uma conduta responsável do paciente é fundamental para que as lentes se mantenham limpas, com as características ideais para uso, e que ainda possibilitem fluxo adequado de oxigênio para a córnea, diminuindo o desconforto ocular, minimizando as complicações e melhorando a adaptação das lentes de um modo geral.

O cuidado com as lentes de contato gelatinosas é vital por causa da composição química do material, bem como de seus fluidos associados e suas características de absorção.

Todas as lentes necessitam de um cuidado sistemático, que funciona como um meio efetivo de limpeza e desinfecção. Antes da escolha do produto a ser utilizado, é importante saber o modo correto de colocação das lentes de contato, para que possam durar o maior tempo possível.

Esses cuidados são necessários principalmente porque as lentes gelatinosas são confeccionadas a partir de um material absorvente (hidrofílico) que também atrai e combina com substâncias naturais da lágrima, como proteínas, lipídios, mucina, cálcio e alguns sais. Além disso, microrganismos como bactérias e fungos, cosméticos e outras substâncias oriundas do meio ambiente também podem aderir à superfície das lentes.

Caso haja demora na retirada dessas substâncias depositadas na lente, pode ocorrer uma perda da qualidade do seu material que resultará na diminuição do transporte de fluidos através dela. Esses depósitos, no longo prazo, podem causar desconforto, diminuição do tempo de uso da lente, além de aumentar as chances de infecção ou inflamação.

Quando as lentes gelatinosas não estiverem sendo usadas, podem ser conservadas com os aditivos do removedor de proteínas contidos em algumas soluções multiuso. Grandes depósitos de proteínas podem requerer, em separado, tratamento enzimático para limpeza ou troca mais freqüente das lentes.

Processo de limpeza das lentes

- Lavagem – Visa a remoção de potenciais limpadores de resíduos bem como diminuir as chances de irritação na colocação da lente. A lavagem também remove fragmentos soltos e microrganismos da superfície da lente. A lavagem deve ocorrer antes e logo depois da desinfecção.
- Desinfecção/Manutenção – Serve para manter o material das lentes adequadamente hidratado e para desinfetá-las. Lentes gelatinosas devem ser guardadas em solução desinfetante quando não estiverem em uso. Atenção: soro fisiológico ou solução salina apenas **não** desinfetam as lentes e permitem o crescimento bacteriano.
- Lubrificação – Nesta fase, as lentes são recolocadas nos olhos. A lubrificação reequilibra o conteúdo aquoso do material, aumentando a sensação de conforto, melhorando a visão e podendo prolongar seu tempo de uso. Mesmo não sendo um passo indispensável, a lubrificação pode ser um fator de grande importância para o sucesso na adaptação de uma lente.

Soluções multiuso

As soluções multiuso simplificam o cuidado com as lentes e freqüentemente aumentam a aceitação dos pacientes, eliminando ou reduzindo a necessidade de vários produtos para sua manutenção. Atualmente, mais de 85% dos usuários de lentes de contato gelatinosas usam soluções multiuso para sua manutenção diária.

Esses produtos executam várias funções através da solução contida num único frasco. Limpam, fazem a lavagem, desinfetam, e algumas fórmulas também ajudam na remoção de proteínas.

Dicas para manutenção

1 – Lavar, enxaguar e secar as mãos cuidadosamente antes de manusear as lentes de contato, seja na hora de retirá-las ou recolocá-las. Uma boa lavagem diminui a chance de contaminação.

2 – Após a retirada das lentes e antes de guardá-las, o paciente deve seguir as instruções do produto de conservação. Ao usar soluções multiuso, o paciente deve primeiramente limpar cuidadosamente a superfície das lentes, visando a remoção de depósitos, para então enxaguá-las.

3 – Deve-se guardar as lentes pelo tempo recomendado a fim de assegurar uma desinfecção ideal. Após a fase de limpeza, é essencial que as lentes estejam desinfetadas. Dependendo do tipo de solução multiuso, o processo de desinfecção pode demorar entre 10 minutos e 6 horas.

4 – Limpeza diária e troca freqüente dos estojos de conservação formam o melhor método para evitar complicações e contaminação. Se um agente desinfetante não elimina rápida e completamente um microrganismo, este pode formar um biofilme, ao se juntar a outros, grudando nas paredes do estojo. Esse biofilme funcionará como uma parede de proteção dos agentes desinfetantes. O paciente deve limpar o seu estojo diariamente com solução multiuso ou com água e sabão, por dentro e por fora, para depois deixá-lo secar. **Nunca** usar água de torneira, principalmente na lavagem final, pois aumenta mui-

to a possibilidade de contaminação.

5 – O uso rotineiro de gotas umidificantes ou lubrificantes aumenta o conforto e conseqüentemente o período de uso das lentes. A freqüência varia de acordo com a necessidade de cada paciente. Soluções multiuso não são recomendadas para esse fim. Alguns pacientes apresentam predisposição a olho seco devido a blefarite, conjuntivite *sicca* ou pré-menopausa (mulheres acima de 45-50 anos). Nesses casos, o uso de lubrificantes já é indicado, e os sintomas geralmente pioram com o uso de lentes de contato, podendo até ser contra-indicadas.

6 – Acompanhamento médico é fundamental. Seu oftalmologista tem condições de identificar se as suas lentes estão bem adaptadas, não estão machucando a sua córnea, além de poder indicar qual seria a melhor opção caso você pretenda fazer alguma mudança na marca ou no tipo de suas lentes, nos produtos de limpeza ou umidificantes.

Capítulo 4

Cirurgia a Laser para miopia, astigmatismo e hipermetropia

A necessidade do uso de óculos e lentes de contato pode, para muitas pessoas, ser motivo de desconforto e dependência. Desde a China antiga já se tentava a correção da miopia utilizando-se sacos de areia sobre os olhos ao dormir para tentar mudar sua curvatura. Vários tipos de cirurgia foram propostos desde o fim do século XVIII, sendo que, nos últimos 50 anos, as cirurgias na córnea têm sido as mais utilizadas.

A cirurgia a Laser para os olhos surgiu nos anos 60 e foi aprovada para correção da miopia em 1995, nos Estados Unidos.

Os avanços e a segurança dessa técnica levaram quase 4 milhões de americanos a realizá-la. No ano 2000, a cirurgia a Laser tornou-se o procedimento cirúrgico mais realizado no mundo.

Tipos de cirurgia

As opções cirúrgicas mudam a curvatura das lentes naturais do olho. O cristalino pode ser substituído por outra lente com diferente poder dióptrico, mudando o foco para a retina. Esse procedimento é realizado na cirurgia de catarata com implante de lente intra-ocular. A mudança da curvatura da córnea pode ser realizada através de cirurgias como:

- **Ceratotomia radial**, que utiliza um bisturi de diamante para fazer cortes periféricos na córnea e alterar sua curvatura (o uso dessa cirurgia hoje é limitado, pelas complicações que envolve);

- **Termoceratoplastia**, na qual é realizada uma coagulação da periferia da córnea, indicada principalmente em hipermetropia;
- **Laser**, que pode ser aplicado na periferia ou na região central da córnea, corrigindo miopia, hipermetropia ou astigmatismo;
- **Lentes fácicas:** lentes intra-oculares são colocadas sem retirar o cristalino, corrigindo o erro de refração. Existem vários tipos: ICL, Baikoff, Artisan;
- **Anel corneano intra estromal:** implante de um anel de acrílico na periferia da córnea através de um túnel formado por uma lâmina;
- **Facectomia refrativa:** consiste na realização da cirurgia de catarata em um cristalino transparente, com o implante de uma lente intraocular calculada para a correção dióptrica.

Funcionamento da cirurgia a Laser

O Laser é uma forma de luz descoberta nos anos 60 e tem sido utilizado em diversas áreas da medicina. O Laser usado é o Excimer, que é um composto obtido a partir dos gases argônio e fluoreto. Um feixe de luz ultravioleta invisível e sem calor é formado e, com controle digital, pode retirar camadas de tecidos com precisão microscópica. Essa precisão permite até esculpir um fio de cabelo mantendo intactas as áreas adjacentes.

Para a correção da miopia, o Laser é aplicado na área central, retirando tecido para que haja o aplanamento desejado. Na hipermetropia, realiza-se a retirada de tecido na periferia da córnea, aumentando sua curvatura central. No astigmatismo, o tratamento é realizado em áreas selecionadas da córnea, aplanando ou encurvando a região central.

PRK (*Photorefractive Keratotomy* ou Ceratotomia Fotorefrativa)

No PRK, o Laser é aplicado diretamente na córnea após a retirada, através de raspagem ou com o próprio Laser, da camada mais superficial chamada epitélio. Cada pulso de Laser aplicado na córnea remove por volta de 4 micras e a correção é proporcional à espessura do tecido removido. A recuperação da visão se dá em aproximadamente 7 a 15 dias, pois é necessário que o epitélio cicatrize novamente. Nesse período, o olho se mantém hipermétrope. Pode haver dor no pós-operatório, sendo controlada com colírios. Alterações de cicatrização com formação de opacidades na córnea chamadas de *Haze* podem ocorrer principalmente em correções acima de 5 dioptrias. Em geral, faz-se a cirurgia de um olho por vez devido a esses fatores.

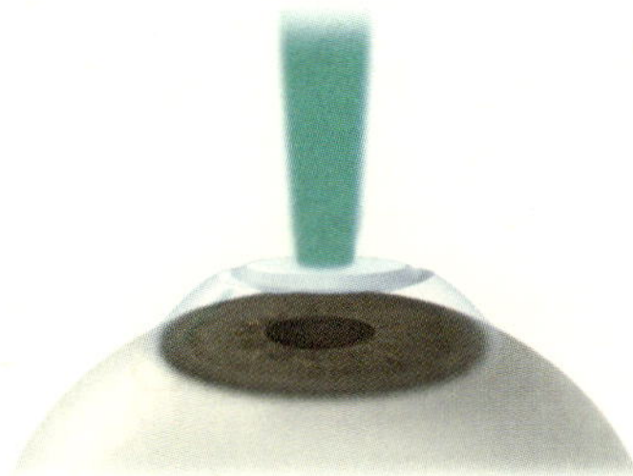

Técnica PRK. Aplicação do laser após retirada do epitélio

LASIK (Ceratomileuse *in situ* Assistida por Laser)

No LASIK, o Laser é aplicado após o levantamento de uma camada da córnea (lamela ou *flap*) de aproximadamente 100 a 150 micras, obtida através de um aparelho chamado microcerátomo. Uma lâmina pré-calibrada forma esse *flap* e o Laser é aplicado na superfície restante. Após a aplicação, o *flap* é reposicionado. A visão é recuperada de forma praticamente imediata; é indolor e não há alterações de cicatrização. Esse procedimento é mais delicado e exige uma maior habilidade do cirurgião. Os dois olhos podem ser corrigidos na mesma cirurgia.

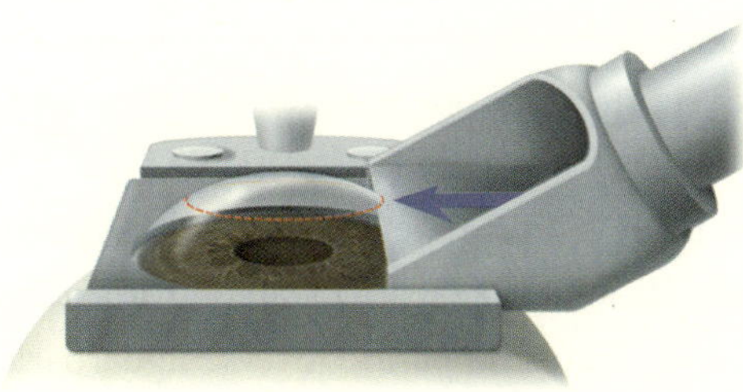

Técnica LASIK. Formação do *flap* pelo microcerátomo

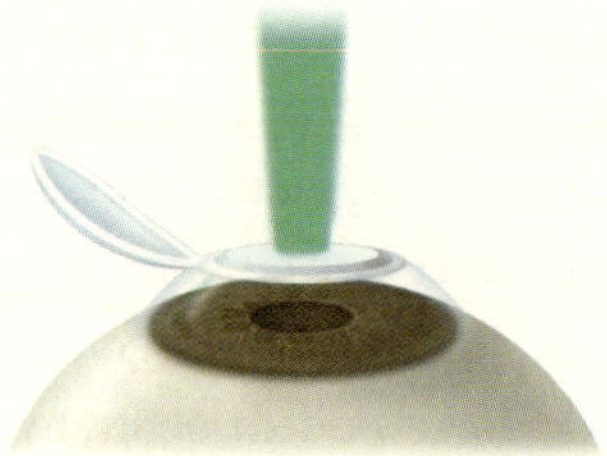

Técnica LASIK.
Levantamento do *flap*

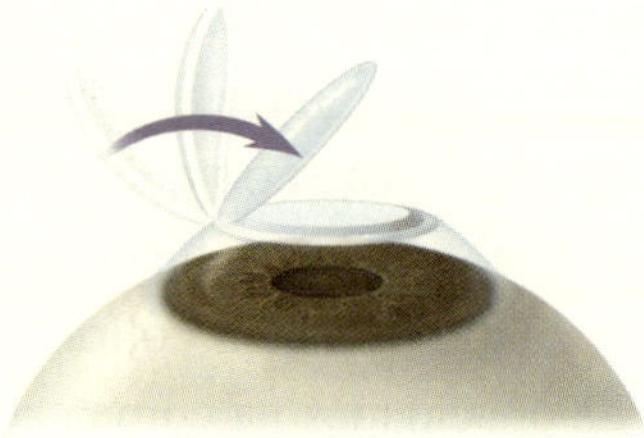

Técnica LASIK.
Aplicação do Laser

Limite de correção da cirurgia a Laser

No PRK, devido a uma maior chance de formação de opacidades cicatriciais (*Haze*), o limite seguro vai até 5 dioptrias. Para o LASIK, esse limite é de 10 dioptrias para miopia e 6 dioptrias para hipermetropia e astigmatismo. Em ambos os casos, a curvatura e espessura da córnea são importantes fatores para a determinação da viabilidade e o resultado cirúrgico. Córneas no pós-operatório com curvaturas abaixo de 32-34 dioptrias ou acima de 48-50 dioptrias e espessura abaixo de 400 micras geralmente não dão um bom resultado cirúrgico, podendo levar a baixa de visão, dificuldade de visão noturna e diminuição da sensibilidade de contraste. Esses parâmetros são determinados pelo cirurgião após realização e avaliação dos exames pré-operatórios.

Contra-indicações para a cirurgia a Laser

A cirurgia refrativa é indicada para indivíduos com idade acima de 18 anos, com correção estável – ou seja, sem aumento de mais de 0,5 dioptria no último ano ou mais de 1,0 dioptria nos dois últimos anos. O paciente deve ter boa saúde ocular e ausência de doenças corneanas, como ceratocone, olho seco, e infecções por herpes.

Não se deve fazer a cirurgia em casos de gravidez, cujas alterações hormonais podem dificultar a cicatrização ou fornecer resultados menos previsíveis. Mesmo depois do parto, deve-se aguardar no mínimo 3 meses após o término da amamentação para poder realizar a cirurgia com segurança.

Outros fatores que tornam a cirurgia não recomendável são doenças sistêmicas como diabetes descontrolado – por também dificultar a cicatrização e estabilidade da correção – e doenças autoimunes que podem manifestar-se no olho após o procedimento cirúrgico.

É importante ressaltar, entretanto, que cada caso deve ser avaliado individualmente, cabendo ao seu oftalmologista decidir se você se encontra apto a submeter-se à cirurgia.

Avaliação pré-operatória

Na avaliação pré-operatória, investigam-se os antecedentes pessoais e familiares do candidato a cirurgia: gravidez, diabetes, glaucoma (pressão alta dos olhos), doenças da retina, como lesões e chance de descolamento, além do uso pregresso de lentes de contato.

É recomendado a usuários de lentes de contato gelatinosas que não as utilizem por pelo menos 3 dias antes da avaliação. Para usuários de lentes duras, esse período é de 7 dias, para que haja estabilização dos parâmetros a serem considerados para cirurgia.

Realizam-se vários exames, como o de paquimetria, topografia corneana, tonometria, refração e mapeamento de retina, para avaliar os limites de correção, verificar a existência de contra-indicações, lesões, problemas de saúde e predisposição a descolamento de retina.

O procedimento cirúrgico da cirurgia a Laser

Na sala de cirurgia, o paciente é dirigido a uma cadeira onde será colocado em posição horizontal e suas pálpebras serão limpas com uma substância esterilizante. Colírios anestésicos são aplicados. O olho a ser operado é aberto com um aparelho especial e um tampão é colocado no olho que não será operado. Nas duas técnicas, o paciente deve manter o olhar fixado em uma luz durante toda a cirurgia. O barulho dos pulsos de Laser é ouvido por um período variável de 10 segundos a 1 minuto, dependendo da graduação a ser corrigida, e um cheiro de "cabelo queimado" pode ser notado.

No PRK, é realizada a raspagem do epitélio da córnea com uma espátula especial e, após a aplicação do Laser, uma lente de contato terapêutica é colocada e retirada de 3 a 4 dias depois, quando ocorre a cicatrização total do epitélio. Colírios contendo antibiótico e antiinflamatório são utilizados, além de lubrificantes.

No LASIK, é feita uma marcação, com uma caneta com corante, das regiões periféricas da córnea, para que haja o alinhamento do *flap* a ser reposicionado. O excesso desse corante é lavado com soro. Uma base com vácuo é colocada sobre o olho, sendo fixado nela o microcerátomo que levantará a camada superficial da córnea formando o *flap* ou lamela. Por ocasião do vácuo, a visão escurece pelo aumento da pressão no olho, o que dura cerca de 10 segundos. Após a confecção do *flap*, todo o microcerátomo é retirado e este é levantado por uma pinça. A visão torna-se turva como se olhando através de um vidro fosco. O laser é aplicado, o *flap* reposicionado conforme marcações anteriores e sua interface lavada. Lente de contato pode ou não ser colocada e, caso haja necessidade, será retirada geralmente 24 horas após a cirurgia.

O pós-operatório consiste no uso de colírios lubrificantes, antibióticos e esteróides que previnem infecção e auxiliam na cicatrização. No PRK um colírio analgésico também é utilizado.

Complicações intra-operatórias que podem ocorrer

No caso do LASIK, em que ocorre a formação do *flap*, esse pode se dar de maneira incompleta ou irregular. No caso de um *flap* inadequado, esse é reposicionado e após 3 ou 4 semanas uma nova cirurgia pode ser realizada. A remoção total do *flap* pode ocorrer (*free flap*), o que não contra-indica a cirurgia, devendo apenas ser reposicionado após a aplicação do laser, seguindo as marcações feitas anteriormente. Deve-se tomar um cuidado especial no pós-operatório com relação à aderência desse *flap*, principalmente na primeira semana de pós-cirurgia.

Resultados

Normalmente, a cirurgia é muito previsível e segura, levando em mais de 98% dos casos a uma visão sem correção de 20/40 (necessária para obtenção da carteira de habilitação sem óculos) após 1 mês da cirurgia. Quanto maior a dioptria, maior a chance de resíduo, que pode ser tratado no futuro. Em correções mais altas, o índice de retratamento chega a 3%. Em correções de até 5 dioptrias, o índice de retratamento é de 0,5% (dados obtidos com o Laser VISX Star).

Pós-operatório

No PRK, o olho operado fica embaçado por aproximadamente 1 a 2 semanas e pode existir dor nos 3 primeiros dias devido à cicatrização do epitélio, auxiliada pela lente de contato terapêutica.

No LASIK, normalmente não há dor e a recuperação da visão se dá em algumas horas.

No pós-operatório imediato é muito importante não apertar nem esfregar os olhos, lembrando sempre de piscar devagar, pois os olhos estão anestesiados. Esses cuidados devem ser tomados para não haver deslocamento do *flap*. Os sintomas, quando há o deslocamento, podem ser observados pela presença de dor e piora significativa da visão.

No PRK, a possível presença de opacidades ocorre após o terceiro mês de cirurgia, até quando deve ser utilizado o colírio de esteróide. No LASIK, utiliza-se colírio de antibiótico e cortisona durante 1 semana e lubrificante durante 1 mês.

As consultas ao oftalmologista geralmente são feitas no dia, após uma semana, um mês, três meses, seis meses e anualmente, podendo variar de acordo com cada caso.

Volta às atividades normais

No dia seguinte à cirurgia já é possível trabalhar, assistir televisão e usar o computador, pois já há uma recuperação da visão bilateral no LASIK e, no PRK, existe o outro olho, que pode ser utilizado normalmente. Em tratamentos para hipermetropia, a visão fica boa para perto em indivíduos com mais de 40 anos devido a uma miopização inicial que dura aproximadamente 30 dias.

Atividades físicas sem contato podem ser realizadas no dia seguinte e as com contato após um mês em ambas as técnicas. Piscina, mar e sauna devem ser evitados durante um mês.

Voltar a dirigir depende de se sentir seguro para isso, o que varia de paciente para paciente. As luzes à noite apresentam um brilho ao seu redor principalmente em pacientes que possuem pupilas grandes (>6 mm).

Uma dificuldade transitória é normal nos primeiros 4 a 6 meses após a cirurgia. Normalmente, é possível voar de avião logo após a cirurgia, sendo apenas necessária a lubrificação constante devido ao ambiente muito seco característico das aeronaves.

Complicações pós-operatórias que podem ocorrer

A principal complicação que pode ocorrer é a hipocorreção ou a hipercorreção, ou seja, quando se observa que houve resíduo da correção ou uma correção acima do necessário, sendo possível o retratamento após alguns meses (geralmente de 1 a 3 meses após a primeira cirurgia).

No PRK, podem existir infecções, já que o epitélio ainda não está cicatrizado nos primeiros dias, devendo ser tratadas com antibióticos tópicos. Outra complicação possível é a dificuldade de epitelização e, no longo prazo, a presença de opacidades (*Haze*). Seu tratamento pode ser feito com a própria reaplicação do Laser. O tratamento inicial também é feito com uso de esteróides.

No LASIK, a principal complicação é o deslocamento do *flap* nos primeiros 3 dias, sendo necessária a utilização de um tampão protetor na hora de dormir. Quando há este deslocamento, o paciente deve procurar imediatamente o médico para fazer o seu reposicionamento, restituindo a visão anterior. Pode haver na primeira semana presença de inflamações, causadas por resíduos de substâncias químicas no interior da interface entre a córnea e o *flap*, e infecções. Células epiteliais da córnea podem entrar sob o *flap* e iniciar um crescimento epitelial cuja remoção pode ser necessária, caso o paciente apresente desconforto ou se o eixo visual for afetado.

Tratamento da hipercorreção e da hipocorreção

No caso da sobra de grau ou da hipercorreção, principalmente no LASIK, é possível realizar um retratamento. Aguarda-se a **estabilização da correção,** que se dá por volta de 3 meses, e o *flap* pode ser refeito ou apenas levantado com uma pinça especial, realizando-se uma nova aplicação de Laser. O *flap* é reposicionado e há uma recuperação da visão semelhante ao LASIK.

O retratamento de cirurgias refrativas prévias feitas com técnicas antigas (como a ceratotomia radial e a termoceratoplastia) também pode ser realizado com o LASIK. O PRK não fornece resultados satisfatórios após a ceratotomia radial. Os parâmetros utilizados para o retoque são os mesmos que no LASIK, levando-se em conta a espessura e curvatura da córnea, biomicroscopia e mapeamento de retina.

Diferença entre os diferentes tipos de Laser

Vários fabricantes do mercado americano, europeu e japonês comercializam diferentes tipos de Laser. O Laser a ser utilizado com segurança deve ter sido estudado e seus resultados publicados e aceitos na comunidade científica internacional. O FDA (Food and Drug Administration) dos Estados Unidos aprovou alguns Lasers para certos tipos de erros de refração específicos, sendo o da VISX um dos aprovados. Procure saber do seu oftalmologista qual o tipo de Laser utilizado por ele e se já foi aprovado por estudos em outros países.

Preocupações comuns dos pacientes

- **Uso de lentes de contato após a cirurgia:** no tempo da ceratotomia radial, a curvatura da córnea era tão alterada em sua periferia que não mais permitia a utilização de lentes de contato. Com a cirurgia a Laser, é possível o uso de lentes de contato com ou sem grau e até coloridas. Em alguns poucos casos, pode se tornar difícil a adaptação de lentes gelatinosas, só sendo possível o uso de lentes de contato rígidas. Mas geralmente não há necessidade de seu uso devido à alta precisão que os Lasers apresentam.
- **Resultados após alguns anos:** estudos mostram uma estabilidade da visão após 5 anos da cirurgia. Indivíduos de mais idade (60-70 anos) também são operados e apresentam um resultado estável e sem complicações. O Laser é utilizado ainda para tratar resíduos após cirurgia de catarata.
- **Contra-indicação para a cirurgia de catarata no futuro:** essa dúvida também vem do tempo da ceratotomia radial, pois nela a mudança radical da curvatura da córnea impedia o cálculo preciso da lente intra-ocular a ser implantada na cirurgia de catarata, levando o indivíduo a se tornar hipermétrope. Com a cirurgia a Laser, os resultados mostram uma estabilidade da correção e nenhuma contra-indicação ou complicação após a cirurgia de catarata. O erro biométrico após a aplicação do Laser se tornou bastante reduzido, semelhante ao que pode ocorrer no paciente submetido à cirurgia de catarata sem cirurgia refrativa prévia.
- **Volta da miopia depois de um tempo:** normalmente a correção é total e estável. Pode ser necessário correção para perto em indivíduos que tenham sido operados e com 40-45 anos apresentem dificuldade de foco para leitura. A estabilidade da correção pré-operatória é importante para que não haja progressão da miopia depois da cirurgia. Caso isso ocorra, um retratamento pode ser realizado.

Uma última orientação

Para que se obtenha um resultado ideal na cirurgia a Laser, é muito importante a avaliação pré-operatória determinando as condições ideais. As expectativas do paciente devem ser claramente determinadas e esclarecidas e ele deve estar ciente das complicações que, embora raras, podem ocorrer. A escolha da técnica correta, do Laser adequado e a freqüente atualização dos procedimentos que levem ao melhor resultado são de responsabilidade do médico. Porém, a escolha pelo paciente é um direito importante, que deve ser exercido.

Capítulo 5

Oftalmologia pediátrica e ambliopia

As células cerebrais que controlam a visão ainda não estão totalmente desenvolvidas quando nascemos. Elas se desenvolvem durante a primeira década de vida. Devido à imaturidade do sistema visual nas crianças, alterações que teriam efeitos menores em adultos podem ter efeitos profundos e por toda a vida em uma criança. A ambliopia, baixa de visão devido à estimulação inadequada das células cerebrais, é uma das causas mais comuns de déficit visual em crianças e, quando não tratada na infância, não é passível de tratamento no adulto.

Algumas alterações visuais ocorrem apenas em crianças; outras podem apenas ter efeitos diferentes quando afetam uma criança, como é o caso da catarata.

Se não forem tratadas, essas alterações podem levar a sérios problemas, afetando também o processo de aprendizado, a capacidade de praticar esportes e a auto-estima da criança.

A melhor maneira de se evitar problemas e preservar a saúde ocular de uma criança é realizar o exame ocular pouco após o nascimento, repetindo-o aos seis meses de vida, pouco antes da entrada na idade escolar (4 ou 5 anos de idade) e, a partir daí, periodicamente.

Problemas visuais afetam uma em cada 20 crianças em idade pré-escolar, e uma em cada 4 crianças em idade escolar. Assim, como muitos problemas visuais se iniciam em idade tão precoce, é muito importante que a criança seja corretamente avaliada.

Sinais de problemas na visão em crianças

Qualquer dúvida quanto a anormalidades na aparência dos olhos ou na visão deve ser investigada por um oftalmologista. Veja no quadro a seguir alguns sinais de problemas.

Comportamento
- Coceira excessiva
- Fecha ou cobre um dos olhos para olhar
- Vira a cabeça para os lados enquanto olha para algo em frente
- Dificuldade na leitura ou nos trabalhos próximos
- Aproxima-se muito dos objetos
- Pisca mais que o normal ou se irrita ao desenhar, pintar ou fazer outros trabalhos mais minuciosos
- Dificuldade para ver de longe
- Aperta os olhos ou franze a testa ao olhar

Aparência
- Olhos tortos ou desalinhados
- Olhos vermelhos, com crostas ou inchados
- Lacrimejamento
- Pálpebras inflamadas cronicamente
- Pupila branca em um ou nos dois olhos
- Fotos coloridas com reflexo branco ou ausente em um ou nos dois olhos (espera-se o reflexo vermelho)
- Olhos tremem ou vibram
- Criança ainda não olha a mãe aos 3 meses de vida

Queixas
- Olhos coçam, queimam ou parecem secos
- Dificuldade de visão
- Tontura, dor de cabeça ou náusea com a leitura
- Visão dupla ou embaçada

O exame oftalmológico pediátrico

O que é avaliado durante uma consulta:

Acuidade visual

A visão será medida, mesmo que a criança ainda não fale. Em crianças mais velhas, desenhos, jogos de letras e até mesmo seu reconhecimento podem ser usados.

Motilidade ocular

Vários métodos podem ser usados para testar o alinhamento dos olhos e avaliar a função dos músculos. Podem ser usados reflexos luminosos, ou cobrindo cada olho e observando se eles se movem ou mantêm sua posição inicial.

Visão binocular

São testes que procuram avaliar não apenas se os olhos estão corretamente alinhados, mas se o cérebro os está usando sincronicamente.

Refração

É usada para medir o "grau" do olho. Ela determina se a criança tem hipermetropia, miopia, astigmatismo ou se é emétrope, ou seja, sem grau. Pode ser feito mesmo que a criança não consiga cooperar e dizer se está vendo ou não. É usado um instrumento de luz chamado de esquiascópio. Nele, a luz refletida pelo olho é observada pelo examinador, que pode determinar o poder refrativo deste, de acordo com o comportamento da luz. Em crianças, o poder de acomodação do olho deve ser paralisado para que o exame seja mais correto. Por isso colírios que dilatam a pupila são usados, e sua ação inicia-se de 30 a 60 minutos após a instilação, devendo-se aguardar até que a criança esteja pronta para ser examinada.

Exame do fundo do olho

Usa-se uma luz especial, geralmente um capacete, para olhar o fundo do olho da criança. Os vasos da retina e o nervo óptico podem então ser examinados. Esse exame também pode ajudar a diagnosticar outras alterações sistêmicas na criança.

Ao fim do exame, pode ou não ser recomendado o uso de óculos. Outros tratamentos também podem ser indicados. Se a criança recebeu colírios, a visão pode permanecer embaçada por algumas horas, até que o efeito tenha terminado, dependendo de cada medicamento, da cor dos olhos e da refração de cada paciente.

Alterações oculares mais comuns na infância

1. Erros de refração

Miopia

O globo ocular é muito longo e as imagens distantes aparecem borradas.

Hipermetropia

O globo ocular é muito curto para o poder de acomodação do olho. Em crianças, o cristalino acomoda esse erro e promove boa visão para longe e muitas vezes também para perto, mas o esforço pode causar fadiga e, em alguns casos, estrabismo.

Astigmatismo

Resulta, na maioria dos casos, de uma forma irregular da superfície anterior da córnea, o que leva a embaçamento da visão para longe e para perto.

2. Ambliopia

É a baixa de visão em um ou ambos os olhos, geralmente devido à "falta de uso" pelo cérebro de um desses olhos em favor do outro. Na maioria dos casos o olho é normal, porém com alguma diferença que favorece ao outro olho (exemplo: erros de refração). Em resumo, a ambliopia é uma desordem nos neurônios que controlam a visão em um dos olhos e não um problema no olho.

O cérebro imaturo da criança

As células cerebrais da criança ainda estão se desenvolvendo durante a primeira década de vida. Qualquer agressão à visão da criança nesse período pode impedir um desenvolvimento completo do olho e, portanto, deve ser tratada durante esse período. Uma vez que o cérebro esteja maduro, ele não pode mais ser estimulado.

Causas

As causas mais comuns de ambliopia são estrabismo e anisometropia (graus muito diferentes em cada olho). No caso do estrabismo, como os olhos não estão alinhados, o cérebro favorece o olho preferido em detrimento do outro, e as células cerebrais desse não se desenvolvem normalmente. Na anisometropia, o cérebro é incapaz de balancear a diferença no poder de refração dos dois olhos e ele então escolhe o olho que for mais "fácil" de usar – por exemplo, o que tenha menor grau – e desenvolve uma preferência por esse olho. Outras causas de ambliopia são catarata, ptose (queda da pálpebra sobre o olho) e trauma.

Tratamento

Na maioria dos casos a ambliopia é tratável. Entretanto, o sucesso do tratamento depende do nível de visão inicial, da idade da criança e do tempo de ambliopia. O fator mais importante de sucesso é seguir corretamente as instruções do tratamento, que consiste em "forçar" o cérebro a usar o olho não preferido, o que é conseguido com a oclusão do olho com melhor visão pela maior parte do dia. Pode ser necessária a prescrição de óculos para balancear as diferenças no poder refrativo dos olhos. Se o paciente tiver catarata, pode ser necessária sua remoção antes do início do tratamento.

O início do tratamento é difícil e sofrido para a criança, porque ela será obrigada a enxergar com o seu "pior" olho, mas logo se observa melhora. Não se pode esperar que a criança cresça para entender melhor o tratamento, já que perderíamos a fase do tratamento com maior chance de sucesso.

3. Obstrução do canal lacrimal

A obstrução das vias lacrimais é comum em crianças. Seis por cento de todas as crianças nascem antes que suas vias estejam totalmente pérvias (desobstruídas). Noventa e cinco por cento delas terão esse problema resolvido sem intervenção antes do primeiro ano de vida.

Os principais sintomas são lacrimejamento e secreção mucosa. Podem haver episódios recorrentes de olhos vermelhos e infecções.

Tratamento

A massagem do saco nasolacrimal pode ajudar a aumentar a taxa de resolução espontânea nas crianças com obstrução. Antibióticos podem ser usados no caso de infecções recorrentes.

No tratamento cirúrgico, a sondagem do ducto nasolacrimal é a opção. Existe controvérsia em relação à melhor idade para intervenção: se precoce, ao redor dos 6 meses de vida; ou se tardia, após um ano de idade.

4. Catarata congênita

O diagnóstico de catarata congênita pode ser feito desde o primeiro dia de vida, quando não se observa o reflexo vermelho da retina após iluminação direta em um exame no berçário. O diagnóstico precoce e encaminhamento imediato são muito importantes e podem ser feitos pelo pediatra. O dano visual se torna irreversível se a catarata não for tratada nos primeiros meses de vida.

Devido à associação da catarata congênita com outros problemas oculares e sistêmicos, a avaliação ocular completa e também uma avaliação sistêmica devem ser realizadas em qualquer criança que apresente catarata. Pode até ser indicada a realização de uma avaliação genética.

Tratamento

Se a catarata é visualmente significativa, a cirurgia é indicada. Uma vez que o eixo visual é liberado, é necessário fazer a correção óptica que permita a recuperação visual. Isso pode significar desde o uso de óculos ou lentes de contato até o implante de lentes intra-oculares.

Crianças com catarata bilateral tendem a evoluir melhor do que aquelas com catarata unilateral. A ambliopia é um grande obstáculo no desenvolvimento da visão nessas crianças e o seu tratamento é o fator mais importante para o sucesso. É necessário muito empenho no uso correto da oclusão ocular. Algumas complicações que podem surgir após a cirurgia de catarata incluem o descolamento de retina e o glaucoma.

5. Retinopatia da prematuridade

Ocorre quase que exclusivamente em crianças que nasceram prematuras. As manifestações clínicas variam de leve (e geralmente transitória) alteração na retina periférica à vasoproliferação progressiva, fibrose e tração da retina até seu descolamento e conseqüente cegueira.

A vascularização da retina se inicia após 16 semanas de gestação, a partir do nervo óptico em direção à periferia, atingindo a região nasal em torno de 36 semanas e a região temporal com aproximadamente 40 semanas de gestação. Com o nascimento prematuro, ocorre uma interrupção nesse processo, o que pode ser agravado pelas mudanças ambientais (por exemplo, a concentração de oxigênio que atinge os vasos). Na fase aguda, ocorre a parada da vasculogênese (formação dos vasos) e se observa uma separação abrupta entre a retina vascular e a avascular, marcada pelo surgimento de uma linha na retina. A partir daí pode haver tanto uma diferenciação normal e retomada normal da vascularização quanto uma proliferação anormal de vasos, fugindo do plano da retina, atingindo o vítreo e até mesmo sobre a superfície da retina. Pode então ocorrer cicatrização e tração da retina, e conseqüente descolamento.

Os fatores de riscos já associados à retinopatia da prematuridade (ROP) são prematuridade, oxigenioterapia e outros problemas neonatais, como alterações respiratórias, apnéia, bradicardia, cardiopatia, infecção, hipóxia, anemia e necessidade de transfusão. Geralmente, quanto menor o peso ao nascimento e mais doente a criança, maior o risco de ROP.

São 5 os estágios dessa doença:

- Estágio 1: linha de demarcação separando a retina vascular da avascular, não espessada ou elevada.
- Estágio 2: caracterizada pela elevação da linha, e por ramificações e arcadas de vasos próximos à linha, até mesmo alguns já deixando o plano da retina.
- Estágio 3: linha de demarcação elevada, espessada e desenvolvimento de tecido fibrovascular extra-retiniano.
- Estágio 4: Descolamento subtotal de retina, causado por tração exercida pelo tecido fibroproliferativo no vítreo e retina.
- Estágio 5: descolamento total de retina. Quando sinais de alterações vasculares acompanham as alterações da ROP, é usado o termo *plus*. Pacientes que atingem o ponto de dilatação e tortuosidade vascular nos vasos da retina freqüentemente têm associadas alterações vasculares na íris, rigidez pupilar e opacidade vítrea.

Em mais de 90% das crianças de risco observa-se regressão espontânea do processo, que geralmente é assimétrico, com pouco ou nenhum efeito residual ou alteração visual. Em menos de 10% ocorre progressão para os estágios mais graves.

Tratamento

Em casos específicos, crioterapia ou fotocoagulação a laser da retina avascular reduzem o risco de complicações mais graves da ROP progressiva. Avanços nas técnicas de vitrectomia também têm levado a sucesso limitado no tratamento de crianças com ROP 5 (descolamento total de retina), mas os resultados visuais são pobres.

6. Diplopia

A diplopia, ou visão dupla, pode ser causada por um grande número de alterações.

A *Diplopia Monocular* ocorre mesmo quando um dos olhos é fechado. Pode ser causada por alterações na região anterior do olho, catarata ou pela necessidade do uso de óculos.

A *Diplopia Binocular* é aquela que desaparece com o fechamento de um dos olhos. Pode ser causada por estrabismo ou outras alterações do alinhamento ocular, incluindo alterações neurológicas.

7. Estrabismo

Ocorre quando um dos olhos não olha diretamente a um objeto de interesse, ao qual o outro olho está fixado. Esse desvio de um dos olhos pode estar sempre presente ou ocorrer ocasionalmente, e pode ser tanto para dentro (esotropia) quanto para fora (exotropia). Se não for tratado e afetar o paciente na infância, pode levar à ambliopia.

Este assunto é discutido em mais detalhe no capítulo 9.

8. Daltonismo

É a dificuldade na distinção de certas cores. A maioria dos casos é hereditária e homens estão muito mais sujeitos a ele do que as mulheres. Afeta um em cada 12 meninos e apenas uma em cada 200 meninas.

Capítulo 6

Proteção ultravioleta e óculos escuros

"Não saia de casa sem ele". Esse é o *slogan* de um famoso cartão de crédito, mas poderia muito bem servir para seus óculos escuros. A proteção deles é fundamental.

Toda luz se propaga por meio de raios, daí o nome radiação. De todos os raios de luz que chegam ao nosso planeta, apenas uma pequena parte pode ser vista pelos seres humanos.

A luz invisível é composta por raios ultravioleta (comprimento de onda menor e maior freqüência) e raios infravermelho (comprimento de onda maior e menor freqüência). Os raios infravermelho são as ondas de calor. Não sentimos os raios ultravioleta, porém eles causam doenças no nosso organismo.

Ação da radiação ultravioleta (UV)

Os raios UV são divididos em UVA, UVB e UVC. O UVC é filtrado e absorvido pela camada de ozônio, daí a importância de preservar essa camada da atmosfera.

Se a atmosfera absorve o UVC e deixa passar o UVA e o UVB, quem absorve essas radiações?

Acertou quem respondeu: nós mesmos...

A exposição exagerada a esses raios pode causar uma variedade de doenças, tais como:

- câncer de pele
- câncer de conjuntiva
- pinguécula (espessamento da conjuntiva)
- pterígio (fibrose da conjuntiva, que invade a córnea)
- ceratite (inflamação da córnea)
- catarata (opacificação do cristalino)
- degeneração do vítreo
- retinopatia solar ("queimadura" da retina)
- degeneração macular (deterioração da visão central).

Para nos proteger dessas radiações, recomenda-se usar cremes com filtro solar (para a pele) e óculos escuros com filtro UV nas lentes (para os olhos).

Lentes e armações

Que tipo de óculos usar?

O mais importante é que os óculos bloqueiem 99 a 100% dos raios UVA e UVB. Não se deixe levar pelo preço ou pela cor das lentes. A capacidade de bloquear ondas UV não depende da cor das lentes. A proteção UV vem de uma camada de agentes químicos aplicada na superfície da lente. Existem até lentes transparentes com 100% de proteção. Uma medida importante é procurar pelo selo de qualidade e de proteção UV ou pedir para o lojista medir a proteção UV (existem aparelhos para isso).

Não se esqueça das crianças. Proteja os olhos delas com óculos e chapéus. Além disso, tente mantê-las longe do sol das 10 horas da manhã às 2 da tarde, quando os raios ultravioleta são mais fortes. Isso vale para os adultos também.

Idealmente, seus óculos devem envolver sua face de têmpora a têmpora, para que os raios solares não penetrem pelo lado. Além dos óculos, você pode usar boné ou chapéu para proteger seus olhos.

Nos dias nublados, os raios do sol passam através das nuvens finas. Mesmo que você use lentes de contato com proteção UV, lembre-se de usar os seus óculos.

Além do dano causado por uma vida inteira de exposição ao sol, você precisa proteger seus olhos das lesões agudas causadas por breves saídas durante os dias de sol muito forte. A exposição excessiva ao ultravioleta refletido na areia, na neve ou no chão pode danificar a córnea ou a superfície ocular, causando ceratite ou conjuntivite (ver também capítulo 11). Como uma queimadura solar na pele, as lesões oculares por ultravioleta são doloridas, mas geralmente cicatrizam em algumas horas ou dias.

Além do sol, seus olhos são danificados por outras fontes de radiação UV. Solda elétrica e câmaras de bronzeamento artificial são perigosas e você deve utilizar proteção UV quando estiver perto delas. Existem óculos especiais para essas situações.

Processo de fabricação das lentes com filtro UV

Filtro é um dispositivo que altera a intensidade e a distribuição dos raios de luz que passam através dele. Os filtros podem ser absorventes, refletores, polarizadores e gradientes (ver também capítulo 3).

As lentes absorventes podem ser produzidas numa grande variedade de cores. Apesar de fornecerem excelente proteção contra a radiação UV e poderem fazer o usuário sentir-se mais confortável ao brilho da luz solar, as tinturas são fixas e podem reduzir a visão sob condições de iluminação decrescente.

Filtros refletivos funcionam pelo aumento da refletividade da superfície.

Já as lentes polarizantes absorvem a radiação indesejável e fornecem proteção contra o brilho. Elas eliminam a radiação refletida da água, neve, superfícies metálicas etc. Lentes comuns reduzem o brilho direto da luz visível, mas pouco fazem para reduzir o brilho refletido.

Os filtros gradientes (ou degradê) criam uma variação progressiva na transmissão luminosa, geralmente do mais escuro no topo ao mais claro na sua base. Lentes com proteção contra os raios UV e com filtros fotocromáticos fornecem o modo mais natural para proteger os olhos da exposição potencialmente danosa da radiação UV e permitir uma melhor adaptação dentro de casa (lentes ficam claras ou pouco pigmentadas) e ao ar livre, sob condições de iluminação crescente, em que as lentes ficam escuras.

Conselhos importantes

- Ao sair de casa, use sempre óculos escuros.
- Se possível, proteja-se do sol das 10 da manhã às 2 da tarde.
- O que vale é a lente filtrar toda a radiação UV. O preço, modelo e cor dos óculos são de importância secundária.

Se você tiver dúvidas, consulte o seu oftalmologista.

Capítulo 7

Prevenção de acidentes nos olhos

Acidentes oculares estão entre as principais causas de cegueira em todo o mundo. Nos Estados Unidos, são considerados a segunda maior causa de cegueira, com uma média de 1.000 acidentes oculares de trabalho por dia.

A prevenção é a melhor forma de evitá-los. Saber como proteger os olhos de acidentes é muito importante, não só pelo bem-estar, pois a visão é o nosso principal sentido, mas também porque os acidentes oculares podem acarretar danos provisórios ou permanentes que poderão impedir os indivíduos de realizar suas atividades normais e seu trabalho.

Sinais e sintomas

Os sintomas podem aparecer imediatamente ou algumas horas depois, como é o caso, por exemplo, da queimadura corneana por solda elétrica, que só aparece após dormir (geralmente o paciente acorda no meio da noite com dor intensa).

Todos os casos devem ser avaliados com urgência pelo oftalmologista, a fim de evitar danos maiores.

Os sinais e sintomas podem ser:

- dor
- ardência

- vermelhidão
- lacrimejamento
- dificuldade na claridade (fotofobia)
- embaçamento ou diminuição da visão
- sensação de corpo estranho ou areia
- sensação de queimação
- sensação de olho seco
- visão dupla (diplopia)
- pupilas desiguais (anisocoria)
- *flash* de luz
- halos coloridos ao redor da luz
- "pontos escuros" móveis (condensações vítreas)
- pálpebras inchadas (edema)
- equimose
- queda das pálpebras (ptose)
- olho saltado (proptose)
- contrações repetidas das pálpebras (blefaroespasmo)

Tipos de acidentes oculares

- **Superficiais:** quando só é atingida a superfície externa do olho ou anexos, por corpo estranho, queimaduras por solda elétrica, cortes superficiais etc.
- **Penetrantes e Perfurantes:** quando há invasão de tecido, respectivamente parcial e total, em qualquer estrutura do globo ocular ou anexos, causada geralmente por objetos pontiagudos como facas, madeira, prego, vidro, projétil, estilhaços etc.
- **Contusos:** quando há uma compressão do globo ocular, empurrando-o contra as estruturas orbitárias, como acontece num soco, bolada, batida de carro, choque contra objetos rombudos etc. Nesse caso, são mais atingidas as estruturas internas do olho.
- **Fratura da órbita:** é causada por um forte impacto que aumenta muito a pressão intra-orbitária. Geralmente ocorre no assoalho da órbita ou da parede lateral interna, onde a estrutura óssea é mais frágil. O paciente normalmente apresenta diplopia, edema, equimose

periocular, enoftalmo e pode ter a face inferior anestesiada.

Acidentes oculares no trabalho

A prevenção desses acidentes é muito importante, pois eles podem gerar limitações ou incapacidades temporárias ou permanentes e, com isso, muitos problemas para o trabalhador e o empregador.

De cada 100 acidentes, 90 poderiam ser evitados se fossem usados equipamentos de segurança adequados (segundo dados da Sociedade Nacional de Prevenção da Cegueira dos EUA). Ou seja, se houvesse prevenção, apenas 10% dos acidentes oculares realmente ocorreriam.

Infelizmente, a prevenção é ainda muito precária, pois a falta de compreensão e colaboração dos trabalhadores em adotar esses equipamentos é muito grande. Muitos reclamam que o equipamento atrapalha, incomoda, é feio, dificulta para ver detalhes etc., o que demonstra também uma ignorância das conseqüências que um acidente pode acarretar para sua vida. Do outro lado, encontramos empregadores que não adotam os equipamentos adequados, por redução de custo ou falta de informação.

Para os dois lados, a informação é a principal arma de que dispomos e deve ser constante.

As áreas em que há maior incidência de acidentes oculares são: metalúrgica, mineração, construção civil, mecânica, marcenaria, cerâmica, indústria química, pescaria, odontologia, indústria têxtil, transportes, indústria alimentícia, salão de beleza e artes gráficas.

Acidentes oculares em casa

Em casa podem acontecer muitos acidentes, sendo que os mais atingidos são as crianças. Quanto menor for a idade, maior deve ser nosso cuidado, devido à falta de compreensão quanto aos perigos. Os idosos também são bastante afetados, pois caem com maior freqüência e podem ter baixa visual.

São muitos os objetos e produtos químicos que podem causar acidentes oculares, que vão desde lesões superficiais ou apenas irritações até queimaduras e lesões perfurantes graves, como:

- objetos pontiagudos e/ou cortantes: facas, garfos, tesouras, agulhas, quinas de mesa, objetos de decoração, chaves de fenda, arames, fragmentos de vidro...
- produtos químicos: detergente, água sanitária, alvejantes, tinta de cabelo, desinfetantes, soda cáustica...
- produtos inflamáveis: álcool, gasolina, querosene, óleo quente, velas acesas, lamparinas...
- produtos que causam explosões: caixa de fósforos, fogos de artifícios, bebidas com gás...
- produtos aerossóis: inseticidas, desodorantes, desodorizador de ar...
- plantas domésticas que liberam substâncias tóxicas, como a coroa-de-cristo e as que têm folhas pontiagudas.

Acidentes oculares no esporte ou lazer

Também nesse caso os mais atingidos são as crianças, pois não percebem que suas brincadeiras podem machucar.

Esses acidentes são comuns em:

- esportes com uso de bola (por bolada, soco, chute ou cotovelada): tênis, golfe, vôlei, futebol, basquete, pólo, squash...
- esportes de praia (principalmente devido à areia, que pode atingir os olhos com muita facilidade): vôlei, futebol, frescobol, bumerangue...
- brinquedos que lançam projéteis ou pontiagudos: espingardinha de chumbo, arco e flecha, dardos, estilingue, espadas...

Acidentes oculares no trânsito

Antes de ser obrigatório o uso de cinto de segurança nos carros, os acidentes de trânsito eram os maiores causadores de traumas oculares graves, mas felizmente hoje esse tipo de acidente é bem menos freqüente. Mesmo assim, ainda estão entre os mais graves, pois em muitos casos ocorre perfuração ou laceração ocular.

Nos carros, ônibus e caminhões, os olhos são geralmente atingidos por trauma no painel da frente ou na direção e por cacos de vidro quebrado. E, também, por contusões diversas ou queimaduras.

Nas motocicletas, os olhos encontram-se muito expostos e são freqüentemente atingidos por "ciscos" (corpo estranho) e traumas contusos.

Como prevenir acidentes oculares no trabalho:

- uso de óculos de proteção com lentes de segurança: os mais utilizados são os com lentes de vidro temperado ou endurecido, com 3 mm de espessura, ou lentes com vidros laminados plásticos e coloridos (podendo ser feitos com a correção óptica adequada)
- ventilação adequada do local de trabalho: uso de ar condicionado, aspiradores ou exaustores
- iluminação eficiente
- traje de proteção completo
- manutenção freqüente dos equipamentos.

Como prevenir acidentes oculares em casa:

- manter produtos químicos e remédios fora do alcance das crianças
- supervisionar as crianças quando estiverem brincando, especialmente com uso de espadas ou armas de brinquedo e luta
- orientar e desencorajar o uso de brinquedos perigosos
- ficar atento e chamar a atenção da criança para quinas de mesa e maçanetas que se encontram na altura dos olhos de crianças entre 6 a 8 anos
- desviar os olhos ao abrir garrafas, latas, vidros e tampas com pressão e fazê-lo sempre com abridor apropriado
- tomar cuidados especiais ao mexer com produtos químicos, mantendo-se sempre longe das crianças
- nunca deixar um bebê sozinho no trocador, banheira ou local de onde possa cair
- não deixar criança pequena com objetos pontiagudos nas mãos
- não deixar crianças sozinhas em ambientes com velas ou lamparinas acesas
- usar óculos de proteção quando for utilizar ferramentas como furadeiras, chave de fenda, pregos, utensílios de jardinagem ou marcenaria.

Como prevenir acidentes oculares no esporte ou lazer:

- usar óculos de proteção quando houver necessidade
- usar os equipamentos de proteção adequados a cada esporte
- nunca olhar diretamente para o sol, pois pode queimar a visão central.

Como prevenir acidentes oculares no trânsito:

- usar cinto de segurança em todos os passageiros, assim que entrar no carro, pois grande número dos acidentes ocorre nas proximidades do local de moradia
- colocar as crianças no banco traseiro do carro com cinto de segurança ou em cadeirinha fixa no banco
- o motorista deve estar sempre com lentes corretivas, quando necessitar, pois a falta de visão também provoca acidentes
- usar capacete com visor de proteção abaixado, para o motorista e o carona da motocicleta.

Dicas de primeiros socorros

Em caso de acidente nos olhos, a primeira e mais importante recomendação é procurar um oftalmologista o mais breve possível, para uma avaliação adequada do globo ocular. Veja o que fazer nos casos mais comuns:

- Quando cair corpo estranho ou produtos químicos no olho, lavar com água corrente por alguns minutos (ou, se possível, soro fisiológico). Se for queimadura química, lavar o olho afetado por 15 a 20 minutos,molhando em seguida um cotonete com água e passando-o levemente na parte interna da pálpebra. Procurar um oftalmologista com a máxima urgência.
- Não usar medicação sem orientação médica, principalmente colírios anestésicos, que em alguns casos podem piorar o problema.
- Em contusões, aplicar compressas geladas, sem massagear ou esfregar o local.
- Quando houver perfuração, pode-se colocar uma proteção ao redor, sem fazer compressão no olho afetado (como um copo plástico de café, preso no supercílio com esparadrapo), e procurar imediatamente um oftalmologista.

Capítulo 8

Diabetes e o olho

O diabetes é uma doença crônica, universal, que afeta aproximadamente 2% da população mundial. A incidência do diabetes no Brasil é de aproximadamente 5 milhões de pessoas, e destas, metade não sabe que tem a doença. Deste total, 90% são do tipo II (não insulino-dependentes) e 10% do tipo I (insulino-dependentes).

Apesar de ainda não ter cura, a doença pode ser controlada através da dieta e/ou do uso de medicamentos e/ou insulina.

O comprometimento dos olhos, assim como do rim e do sistema nervoso, é uma das complicações mais importantes no diabético, podendo levar à cegueira irreversível. Estima-se que metade dos indivíduos diabéticos possuem algum comprometimento dos olhos. O diagnóstico e o tratamento precoce dessas alterações oculares podem prevenir a cegueira.

Alterações oculares

As principais alterações oculares causadas pelo diabetes são:

- **Alteração na refração (grau dos óculos)**
  Quando a taxa de glicemia está elevada, pode haver alteração no grau para mais ou para menos, causando embaçamento da visão. Portanto, é importante informar ao oftalmologista da presença do diabetes e qual é a taxa de glicemia mais recente, para que ele indique ou não a troca das lentes.

- **Estrabismo (desvio dos olhos)**

 Apesar de pouco freqüente, o diabetes pode provocar uma paralisia do nervo abducente, responsável pelo movimento lateral dos olhos, e com isto desvio dos olhos para dentro e visão dupla. Essa alteração está relacionada com a elevação da taxa de glicemia. Com a sua normalização, o problema costuma regredir após alguns meses.

- **Catarata**

 É bastante freqüente nos indivíduos diabéticos. Os principais sintomas são o embaçamento visual e a alteração da visão de cores. A catarata pode provocar dificuldade de examinar e tratar alterações no fundo do olho, sendo isto também uma indicação para sua remoção. Seu tratamento é cirúrgico, fazendo-se a remoção da catarata e o implante de uma lente intra-ocular definitiva, que restitui a visão e permite uma melhor avaliação do fundo do olho.

- **Retinopatia diabética**

 É o termo usado para se referir às alterações da retina causadas pelo diabetes. É uma das principais causas de cegueira e, junto com as alterações neurológicas, renais e vasculares, faz parte das complicações mais freqüentes no diabético.

A retinopatia diabética se comporta de maneira diferente nos indivíduos com diabetes do tipo I (insulino-dependentes) e nos que possuem o diabetes do tipo II (não insulino-dependentes ou diabetes do adulto). Porém, em ambos os tipos, se houver controle adequado da glicemia, pode-se retardar o aparecimento e diminuir a gravidade das alterações na retina. No entanto, se essas alterações já existem no momento do diagnóstico, elas não se modificam significativamente com a normalização da taxa de glicemia.

O controle da taxa de glicemia pode retardar o aparecimento de alterações na retina ou diminuir sua severidade.

No início, as alterações no fundo do olho não dão sintomas e o paciente pode ter uma boa visão.

As manifestações retinianas podem ser pequenas alterações nas paredes dos vasos retinianos – levando à formação de microaneurismas e hemorragias retinianas –, depósitos lipídicos na retina, edema retiniano e alterações vasculares causadas pela dificuldade de irrigação, levando à formação de vasos anômalos.

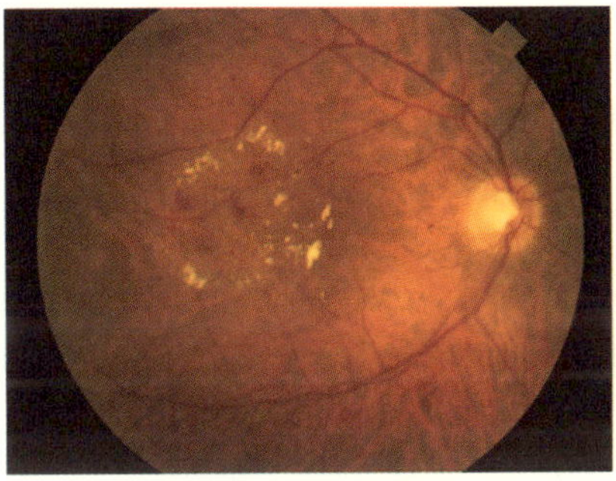

Retinopatia diabética

Classificação

A retinopatia diabética pode ser classificada em:

- não-proliferativa:
  - mínima
  - leve
  - moderada
  - severa
  - muito severa
- proliferativa
- proliferativa de alto risco

Diagnóstico

O diagnóstico das alterações oculares deve ser feito pelo oftalmologista, através do exame clínico.

O controle oftalmológico periódico é importante nos pacientes diabéticos, não só como controle terapêutico, mas pelo aspecto preventivo, independente da queixa do paciente, pois a visão pode estar preservada temporariamente mesmo nas formas mais severas da retinopatia.

Todo paciente diabético deve ser submetido a um exame oftalmológico completo, com atenção especial ao exame de fundo de olho, através da dilatação pupilar.

Nos pacientes diabéticos tipo I o exame pode ser realizado após 5 anos do diagnóstico do diabetes e no diabetes tipo II no momento do diagnóstico.

Alguns exames podem ser necessários para complementar a avaliação de pacientes diabéticos. São eles: retinografia, angiofluoresceinografia e ultra-som, que são indicados a critério médico.

Tratamento

A fotocoagulação com laser de argônio é o tratamento mais utilizado. Suas principais indicações estão relacionadas ao edema retiniano e tratamento das áreas onde há dificuldade de irrigação sanguínea, que é a causa de formação de vasos anômalos.

O tratamento cirúrgico é realizado através da vitrectomia, quando há hemorragia vítrea persistente ou recidivante, ou quando há descolamento tracional da retina, complicações comuns nas fases tardias e avançadas da retinopatia.

Controle

Todos os diabéticos devem fazer pelo menos uma avaliação anual, mesmo que o exame inicial esteja normal. **O diagnóstico precoce e o tratamento oportuno podem reduzir em mais de 80% o risco de cegueira.**

Capítulo 9

Estrabismo

Estrabismo é a condição na qual os olhos não apresentam paralelismo. Apesar de ser uma doença que afeta aproximadamente 4% das crianças, pode também surgir na vida adulta. O desvio dos olhos poderá ser constante ou intermitente, e os olhos podem apresentar desvios para dentro, para fora, para cima ou para baixo.

Músculos extra-oculares

Existem seis pares de músculos extra-oculares ao redor de cada globo ocular, realizando seus movimentos. Em cada olho, dois músculos movem os olhos horizontalmente (músculos reto lateral e medial), enquanto os outros quatro fazem principalmente os movimentos verticais e de torção (reto superior e inferior e oblíquo superior e inferior). Para manter os olhos alinhados e focalizados em um ponto, os músculos dos dois olhos devem estar em perfeito equilíbrio de forças e trabalhando em conjunto, realizando esforços correspondentes ao do olho contralateral. Quando os músculos oculares não trabalham em harmonia, ocorre o desvio ocular ou estrabismo.

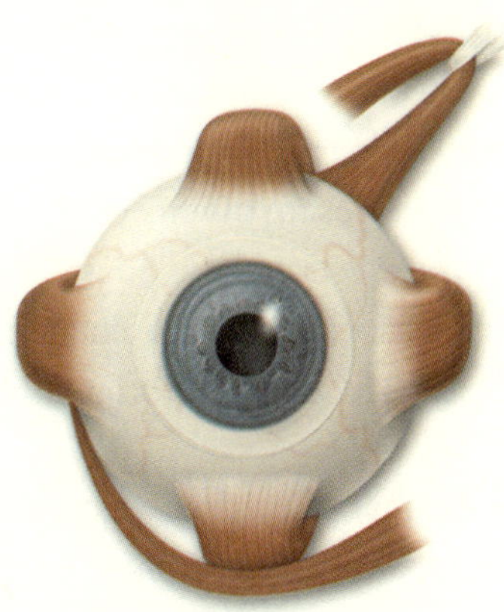
Músculos extra-oculares

Os olhos são feitos para focalizar uma imagem nítida sobre a retina e transmiti-la ao cérebro. Se os dois olhos estão fixando o mesmo ponto, as duas imagens são unidas em uma única imagem, que dá a sensação ou noção de profundidade (**estereopsia**). Quando um dos olhos fica estrábico, duas imagens diferentes são enviadas para o cérebro.

Nas crianças, cujo cérebro ainda não está totalmente desenvolvido, este aprende a ignorar a imagem do olho desviado (fenômeno conhecido como **supressão**), passando a receber somente a imagem do olho normal. Isso provoca a perda da visão de profundidade ou estereopsia e causa **ambliopia** do olho desviado (ver capítulo 5). Já os adultos que ficam estrábicos desenvolvem **diplopia** (visão dupla), pois seus cérebros não suprimem a imagem do olho desviado.

A ambliopia pode ser tratada com a oclusão (fechamento) do olho preferido ou de melhor visão, com a finalidade de estimular o desenvolvimento da visão do olho desviado. Se a ambliopia for detectada e tratada até os 6-8 anos de idade, o tratamento tem um alto índice de sucesso. Se esse tratamento é iniciado mais tarde, a ambliopia e a baixa visual serão definitivas. Como regra geral, quanto mais cedo a ambliopia for tratada, melhor será o resultado visual.

Causas e sintomas

A causa do estrabismo é desconhecida. Sabe-se que o estrabismo é uma doença familiar, porém podem não existir casos anteriores na família. É uma doença que atinge igualmente homens e mulheres.

O cérebro controla os músculos oculares. Isto explica por que crianças com paralisia cerebral, Síndrome de Down e hidrocefalia com freqüência desenvolvem estrabismo. Tumores cerebrais também podem provocar estrabismo. Se a visão de um dos olhos é prejudicada devido a uma lesão, até mesmo catarata, geralmente o olho tende a ir para uma posição de repouso, tornando-se estrábico.

O sinal primário do estrabismo é um olho que não fixa objetos à sua frente. A pessoa estrábica poderá também não ter visão de profundidade. Algumas crianças inclinam ou giram suas cabeças em uma determinada direção, para manter os olhos alinhados. Se há suspeita de que uma criança esteja estrábica, é necessário um exame oftalmológico para determinar sua causa e iniciar o tratamento imediato.

Alguns desvios detectados no nascimento podem desaparecer nos primeiros 3 a 6 meses de vida, com o desenvolvimento da mácula (região da retina responsável pela visão central) permitindo melhor fixação dos objetos e conseqüente estímulo ao alinhamento ocular. Porém, mesmo nesses casos, a criança deve ser avaliada e acompanhada por um oftalmologista, a fim de se evitar seqüelas causadas pela ambliopia.

Diagnóstico

Durante a infância, toda criança deve ser examinada pelo pediatra ou oftalmologista para detectar qualquer problema ocular, especialmente se um parente próximo for estrábico ou amblíope. Mesmo pais observadores poderão não descobrir o desvio sem a ajuda de um profissional.

Às vezes é difícil saber a diferença entre olhos que parecem desviados e um estrabismo verdadeiro. Crianças menores têm geralmente a base do nariz achatada e uma prega palpebral no canto interno dos olhos, o que pode esconder o olho no olhar lateral, levando a uma suspeita de que esses olhos sejam realmente desviados. Um profissional experiente pode rapidamente distingüir essa forma, conhecida como **pseudo-estrabismo**, de um estrabismo verdadeiro.

Os olhos de crianças devem ser examinados o mais cedo possível, até mesmo quando recém-nascidas, para identificar possíveis problemas e tratá-los precocemente, já que um olho estrábico pode ter como causa uma catarata, um tumor intra-ocular ou um tumor cerebral. Se o exame ocular é feito somente na idade escolar, pode ser tarde para o tratamento correto do estrabismo e da ambliopia.

Tratamento

O objetivo do tratamento é preservar a visão, colocar os olhos paralelos e recuperar a visão binocular. O tratamento do estrabismo depende de sua causa. Poderá ser direcionado para a correção do desequilíbrio de forças musculares, remoção de catarata ou tratamento de outras doenças. Após o exame oftalmológico completo, incluindo também o de fundo de olho, o oftalmologista indicará o tratamento clínico, óptico ou cirúrgico. Em alguns pacientes será necessária a oclusão do olho de melhor visão, para garantir visão igual nos dois olhos.

As duas formas mais comuns de estrabismo são a ***esotropia***, na qual os olhos são desviados para dentro, e a ***exotropia***, quando são desviados para fora.

Esotropia é a forma de estrabismo mais comum em crianças. As crianças que nascem com esotropia não aprendem a usar os dois olhos ao mesmo tempo e podem não enxergar bem com o olho desviado, tornando-se amblíopes. Na maioria dos casos, é necessária cirurgia precoce para alinhar os olhos, na tentativa de obter visão binocular e prevenir a perda permanente da visão. O objetivo da cirurgia ocular é ajustar a tensão muscular em um ou ambos os olhos, com a finalidade de colocá-los olhando para a frente.

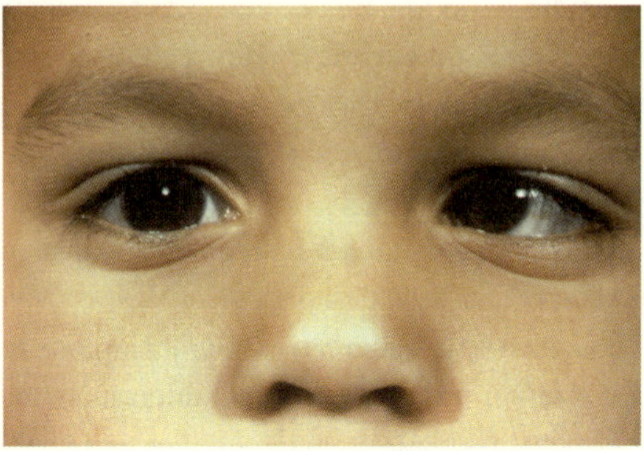

Esotropia (estrabismo convergente)

Outra forma freqüente de esotropia é a que ocorre em crianças após os dois anos de idade, causada pela necessidade de óculos (**esotropia acomodativa**). Essas crianças são geralmente hipermétropes. Elas têm capacidade de focalizar a imagem e corrigir a hipermetropia, o que permite que enxerguem longe e perto. No entanto, algumas crianças entortam os olhos ao tentar focalizar os objetos. O uso de óculos que corrigem toda a hipermetropia reduz a necessidade dessa focalização, mantendo assim os olhos paralelos. Em algumas crianças, é necessário o uso de óculos bifocais, que reduzirão sua necessidade de focalizar objetos próximos. Ocasionalmente, será necessário o uso de colírio ou lentes especiais, chamadas prismas, para ajudá-las a focalizar nitidamente os objetos. Mais raramente, exercícios oculares (ortópticos) serão necessários para ajudar as crianças a controlar o desvio ocular.

Exotropia, ou desvio divergente dos olhos, é outra forma comum de estrabismo. Ocorre mais freqüentemente quando a criança está fixando objetos distantes. Pode ser intermitente, especialmente quando a criança está doente, cansada ou relaxada. Os pais perceberão que um dos olhos se desvia quando a criança está em ambiente muito claro. Apesar de óculos e prismas diminuírem o desvio divergente, a cirurgia é o tratamento mais comum.

O tratamento cirúrgico do estrabismo é seguro e eficaz, mas não substitui o uso dos óculos nem o tratamento da ambliopia. Após a cirurgia, os olhos poderão estar quase, mas não perfeitamente paralelos, apesar da avaliação clínica completa e da boa técnica cirúrgica. Nesses casos, o ajuste final dependerá da coordenação entre o olho e o cérebro. Às vezes o paciente precisa usar prismas ou óculos após a cirurgia. Hipercorreção ou hipocorreção poderão ocorrer e nova cirurgia poderá ser necessária.

Pode-se operar um ou ambos os olhos. Crianças são operadas sob anestesia geral, mas, em alguns adultos, a anestesia local pode ser usada com ajustes durante a operação. O tempo de recuperação é rápido e o paciente estará em condições de retornar às atividades normais em poucos dias.

A cirurgia precoce é indicada para correção do estrabismo em crianças menores, porque elas podem desenvolver visão normal assim que os olhos forem alinhados. À medida que a criança cresce, diminuem as chances de conseguir desenvolver visão normal. E mais, o defeito estético causado pelo "olho torto" pode ter um efeito negativo na sua autoestima.

Como em toda cirurgia, existe um pequeno risco de complicação na correção cirúrgica do estrabismo. Existe uma chance pequena de ocorrer infecção, sangramento, cicatrização exagerada e outras complicações muito raras, que podem causar a perda da visão.

Uma nova maneira de tratamento está sendo usada em algumas formas especiais de estrabismo. É a aplicação intramuscular de toxina botulínica tipo A (Botox®). Esse tratamento provoca uma paralisia temporária do músculo onde foi feita a aplicação e diminui o tamanho do desvio. Podem ser necessárias uma ou mais injeções para a correção do estrabismo.

O tratamento do estrabismo é mais eficaz quanto mais cedo for iniciado. À medida que a criança cresce, torna-se mais difícil tratar a ambliopia e restabelecer a visão binocular, mas a correção estética é possível de ser feita em qualquer idade.

Resumo

- Não existe cura espontânea do estrabismo.
- O tratamento do estrabismo pode ser ou não cirúrgico e incluir o uso de colírio, óculos ou injeções.
- Se o tratamento cirúrgico for indicado, é aconselhável que se faça enquanto a criança for menor, para permitir a visão binocular dos olhos.

Capítulo 10

Plástica e estética palpebral

A) Blefaroplastia

Fatores como idade, textura da pele, distúrbios da acuidade visual e problemas emocionais podem deixar seqüelas na região das pálpebras. Com o passar do tempo, sem dúvida, todas as pessoas apresentam excesso de pele e gordura nessa região.

A blefaroplastia consiste na remoção cirúrgica do excesso de tecido das pálpebras e, se necessário, também na eliminação das bolsas de gordura. Ela proporciona o resgate de um olhar mais jovial, mais descansado, trazendo uma grande transformação na aparência do paciente, fazendo com que a pessoa se sinta mais segura e recupere sua auto-estima.

Diferentes técnicas cirúrgicas podem ser aplicadas para corrigir os excessos de pele, gordura e flacidez muscular, restabelecendo uma aparência mais jovem e, em alguns casos, podendo melhorar o aspecto funcional e até a visão, com a remoção do excesso de pele que pode estar comprometendo o campo visual.

Muitas vezes esse problema estético está relacionado a outros fatores clínicos (olheiras, edemas etc.), não sendo indicado nenhum tipo de cirurgia.

A correção do excesso de pele da pálpebra superior (dermatocálaze), das bolsas de gordura ao redor dos olhos e da flacidez das pálpebras – que pode levar à exposição da córnea (ectrópio) – em geral não oferece maiores riscos ao paciente. O procedimento é ambulatorial, normalmente em ambos os olhos, sob anestesia local, com duração aproximada entre uma e duas horas.

Avaliação pré-operatória

Os melhores candidatos à blefaroplastia são os pacientes saudáveis, estáveis emocionalmente e motivados. Antes da cirurgia, deve-se realizar uma avaliação clínica, com atenção especial aos portadores de hipertensão arterial, diabetes, cardiopatias, alterações sangüíneas e doenças da tireóide.

Na avaliação da pálpebra, deve ser analisada a posição dos supercílios. Se eles estiverem abaixo da sua posição original, precisam ser corrigidos. É necessário avaliar também a quantidade de pele que deve ser removida de cada lado. As bolsas palpebrais também necessitam ser estudadas, anotando-se os locais de maior protrusão da gordura orbitária.

Anestesia

Na grande maioria dos pacientes a blefaroplastia é realizada com anestesia local, associada ou não à sedação. Desta maneira, após um período de repouso, o paciente operado poderá ir para casa, sem necessidade de internação hospitalar.

Cirurgia

A cirurgia dura aproximadamente duas horas, sendo o paciente liberado para casa após o seu término.

Com uma caneta é demarcada exatamente a quantidade de pele a ser removida, injetando-se a anestesia no tecido subcutâneo. A incisão (corte) pode ser feita com bisturi, caneta de radiofreqüência ou laser de CO_2.

Deve-se avaliar a necessidade de retirar bolsas de gordura e, após sua retirada e cuidadosa cauterização, o corte deve ser suturado com fio tipo seda 6-0 ou nylon 6-0.

Na retirada da bolsa de gordura na pálpebra inferior podem-se empregar duas técnicas:

- Blefaroplastia transconjuntival, indicada para pacientes que apresentam somente bolsas de gordura sem apresentar excesso de pele (pacientes mais jovens);
- Blefaroplastia transcutânea, em pacientes que apresentam excesso de pele, além das bolsas.

Os olhos não precisam ficar fechados após a cirurgia. É recomendada somente a colocação de compressas frias por alguns minutos, várias vezes ao dia, para a prevenção do edema.

As cicatrizes tendem a ficar praticamente disfarçadas nos sulcos da pele, uma vez que a pele das pálpebras é muito fina. Isso ocorre após 3 meses, com a maturação da cicatriz.

Em pacientes que só necessitam da remoção de bolsas de gordura da pálpebra inferior, as incisões (cortes) podem ser realizadas na parte interior da pálpebra, deixando uma cicatriz praticamente invisível.

Cuidados pós-operatórios

Após a cirurgia, as pálpebras ficam com um edema (inchaço) por um período que varia de 24 a 72 horas. O edema varia de paciente para paciente. Alguns já no 4º ou 5º dia apresentam um aspecto bastante natural. Outros atingem esse resultado após o 8º dia. Em geral, os 3 primeiros dias do pós-operatório são aqueles em que existe maior edema. Ao final de uma semana, o edema já regrediu em sua maior parte, restando ainda algumas equimoses (manchas roxas), que desaparecem por completo em torno de 15 dias.

Essas manchas roxas observadas em alguns casos nada mais são do que a infiltração de sangue na pele subjacente e mesmo na conjuntiva ocular, o que ocorre devido à própria cirurgia. Isto é normal, não ocasionando nenhum problema futuro e não sendo considerado como complicação. É uma evolução transitória e reversível, compatível com a cirurgia realizada.

Geralmente não há dor no pós-operatório. Uma sensibilidade maior ou pequenos episódios de dor podem ser minimizados com analgésicos comuns.

Na primeira semana o paciente deve aplicar compressas frias na pálpebra operada, utilizar pomada cicatrizante nos pontos cirúrgicos e lágrimas artificiais nos olhos. É muito importante o uso de óculos de sol e filtros solares nos primeiros meses, para evitar a hiperpigmentação da cicatriz.

O resultado da cirurgia poderá ser avaliado ao final de aproximadamente três ou quatro meses, quando já regrediu a maior parte do edema e a cicatrização já está bem desenvolvida. Entretanto, logo após o 8º dia tem-se aproximadamente 25% do resultado almejado e nas 2 ou 3 semanas subseqüentes esse percentual tende a melhorar acentuadamente.

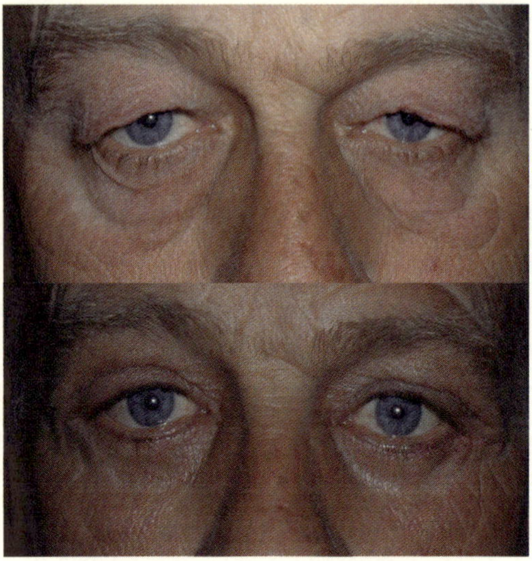

Blefaroplastia. Pré e pós-operatório

B) Rejuvenescimento palpebral e Botox®

O Botox® é a toxina botulínica tipo A, produzida pela bactéria *Clostridium Botulium*. Quando usado em quantidades mínimas, tem uma potente ação sobre a hiperatividade muscular. É usado desde a década de 60 para correção de problemas oftalmológicos.

Quando injetado em músculos selecionados da face (que causam as linhas da testa e que contribuem para os chamados "pés de galinha"), age bloqueando os impulsos nervosos e enfraquecendo-os. Três dias após a aplicação, linhas e marcas começam a suavizar-se e, com freqüência, desaparecem completamente.

O efeito do Botox® permanece por 6 a 7 meses, quando novo tratamento torna-se necessário. Estudos atuais mostram que, após 3 aplicações com intervalos de 6 meses, o resultado obtido pode manter-se por um período indefinido de tempo.

As injeções de toxina botulínica em doenças neurológicas e oftalmológicas já são utilizadas com sucesso e segurança por mais de 15 anos. Sua segurança e eficácia tornaram a toxina botulínica um dos agentes prediletos na reversão dos sinais de envelhecimento facial e proporcionaram a difusão de seu uso para milhares de pessoas.

O Botox® não afeta qualquer outra expressão facial, além do enrugar da testa e dos "pés de galinha". Não ocorre nenhuma interferência nos músculos responsáveis por outras expressões faciais.

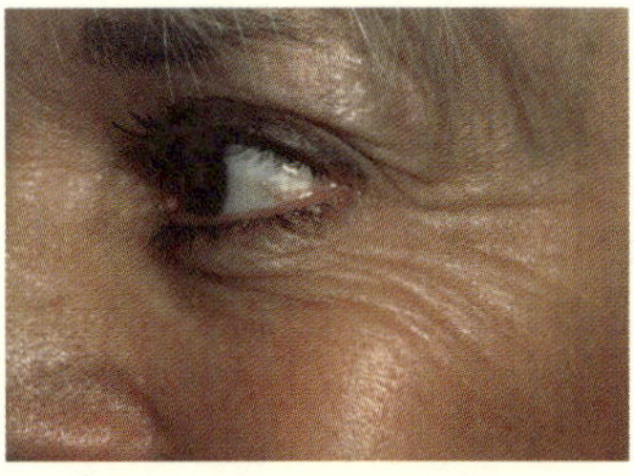

Rugas antes da aplicação de Botox®

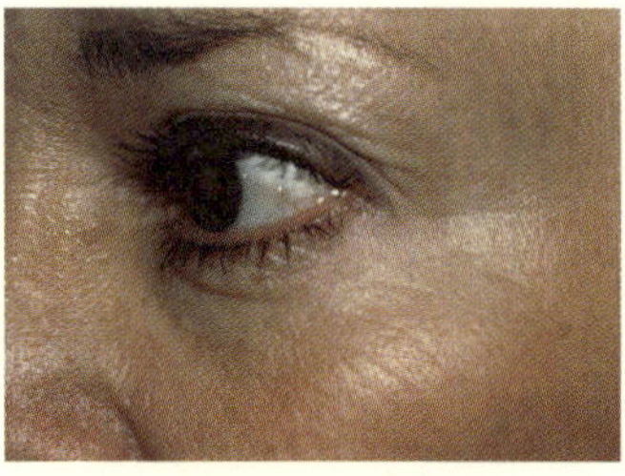

Aspecto após a aplicação de Botox®

Aplicação

Doses muito pequenas de Botox® são injetadas com muita precisão utilizando-se uma micro-agulha. A dor associada com a injeção é mínima e o paciente pode retornar normalmente às atividades do seu dia-a-dia.

Capítulo 11

Conjuntivites e doenças comuns da pálpebra e conjuntiva

1. Conjuntivites

A conjuntiva é uma membrana fina, transparente, entrelaçada por vasos sanguíneos, que reveste o "branco do olho" e a parte interna das pálpebras.

Em virtude de sua localização, fica exposta a inúmeros microrganismos e substâncias nocivas. As lágrimas, por sua vez, "lavam" constantemente a conjuntiva e, por conterem anticorpos e enzimas, podem inibir o crescimento desses microrganismos.

A conjuntivite é a inflamação da conjuntiva, sendo uma das doenças oculares mais comuns.

Em geral, as conjuntivites têm curso autolimitado e se resolvem de maneira espontânea.

Alguns casos, porém, são mais graves. Casos simples também podem eventualmente evoluir para complicações desagradáveis, por isso é importante evitar a automedicação e sempre buscar avaliação oftalmológica precoce, mesmo porque a conjuntivite pode ser confundida com outras doenças oculares mais graves.

Tipos de Conjuntivite

a)Infecciosas

- Bacterianas: causadas por bactérias

A conjuntivite bacteriana simples é relativamente comum, geralmente tem curso autolimitado (em torno de 10 a 15 dias) e pode evoluir espontaneamente para a cura.

- Virais: produzidas por vírus

A conjuntivite viral é responsável por mais de 90% dos casos de conjuntivite. Tem caráter epidêmico, sendo altamente contagiosa. Sua propagação pode se dar por contato físico, manual, ou através de objetos de uso comum. Pode aparecer isolada ou associada a infecções do trato respiratório e sintomas gerais (febre, mal-estar, dor de garganta). Freqüentemente são autolimitadas e evoluem para a cura em 1 a 2 semanas. Algumas vezes se complicam e necessitam de tratamento mais específico.

b) Conjuntivite neonatal

É a conjuntivite do recém-nascido, transmitida de mãe para filho no trabalho de parto (conjuntivite por *Chlamydia* e conjuntivite gonocócica); são quadros graves e requerem tratamento rigoroso, inclusive necessitando de internação.

c) Alérgicas

Causadas por um desequilíbrio entre agentes externos e resposta imunológica, que desencadeia reação conjuntival do tipo alérgico, geralmente são acompanhadas de prurido ocular intenso (coceira).

Acometem pessoas que têm história pessoal ou familiar de outras manifestações alérgicas, como asma, eczema, rinite ou urticária. Entretanto, muitos pacientes vão apresentar apenas o quadro ocular.

d) Irritativas

A conjuntivite irritativa ocupacional é causada pela presença de poluentes no ambiente de trabalho (poeira, fumaça, sprays, tintas, substâncias químicas, vento etc.) ou pela exposição excessiva a fatores irritativos (ar condicionado, computador, luz ultravioleta etc.).

e) Conjuntivite química

Queimaduras da conjuntiva por ácidos ou álcalis são graves, podendo causar cegueira, e exigem tratamento urgente. Deve-se lavar exaustiva e abundantemente a região atingida, por 30 minutos, para a retirada de resíduos químicos, e procurar rapidamente um oftalmologista. A lavagem pode ser feita com água corrente, não sendo necessário o uso de soro, mesmo porque muitas vezes este pode não estar disponível.

f) Conjuntivites associadas a outras doenças

Problemas como gota, doenças da tireóide e doenças autoimunes (psoríase, lupus eritematoso sistêmico, artrite reumatóide, síndrome de Sjoegren) também podem levar à conjuntivite.

g) Conjuntivite seca ou *sicca*

Ocorre quando o olho e a conjuntiva estão secos, por diminuição da quantidade ou piora da qualidade da lágrima produzida. As causas de olho seco são doenças autoimunes, doenças que alteram ou danificam as glândulas lacrimais, situações que diminuam o reflexo de piscar (computador, excesso de leitura), ar condicionado e baixa umidade do ar.

Sintomas mais importantes da conjuntivite

- Dor ou ardor e queimação ocular
- Sensação de areia nos olhos
- Peso em volta dos olhos
- Coceira (prurido)
- Sensibilidade à luz aumentada
- Febre, dor nas articulações, dor de garganta

Sinais mais freqüentes da conjuntivite

- Vermelhidão ocular
- Lacrimejamento
- Secreção (olhos grudados ao acordar)
- Inchaço das pálpebras e leve queda da pálpebra superior
- Formação de membranas na parte interna das pálpebras
- Gânglios junto da orelha ou submandibulares

Diagnóstico

Nas maioria das conjuntivites o diagnóstico é estabelecido pelos achados clínicos durante o exame oftalmológico. Raramente há necessidade de coleta de material para exames laboratoriais.

Tratamento

O tratamento varia de acordo com o tipo da conjuntivite e seu agente causador. Entre os medicamentos recomendados estão as compressas com água filtrada gelada, as soluções de limpeza, soro fisiológico, colírios, pomadas e lágrimas artificiais (deve-se tomar cuidado para evitar contaminação do colírio, não encostando a ponta do colírio nos olhos, ou usar colírios sem preservativos por serem descartáveis). Nos casos graves de conjuntivite bacteriana por gonococos ou autoimune, deve-se fazer o tratamento por via oral. Os umidificadores de ambiente são indicados nos casos de ceratoconjuntivite seca. A pessoa infectada deverá tomar alguns cuidados básicos:

- Intensificar a higiene ocular
- Evitar contatos pessoais ou através de objetos de uso comum
- Lavar as mãos antes e depois de pingar os colírios
- Não coçar ou levar as mãos aos olhos
- Usar lenços e toalhas descartáveis.

2. Pterígio

É um tecido vascular que cresce através da conjuntiva e invade a córnea. Corresponde a uma degeneração da conjuntiva pela exposição crônica à radiação ultravioleta, sendo mais comum em países quentes, pela maior exposição ao sol e pelo ressecamento ocular crônico.

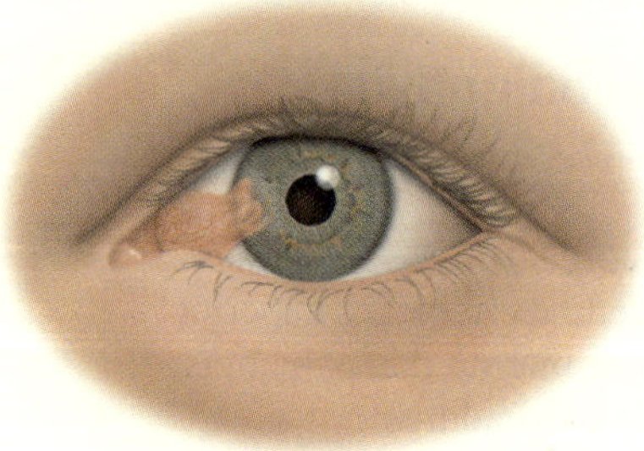

Pterígio

O tratamento cirúrgico pode ser indicado por motivo cosmético, ou quando ocorre crescimento sobre a córnea com prejuízo da visão.

Um dos principais inconvenientes da abordagem cirúrgica está relacionado à recidiva (retorno), que é mais freqüente em pacientes jovens, sendo também dependente da técnica cirúrgica utilizada. A retirada (exérese) do pterígio pode apresentar um índice de recidiva de 40 a 60% dos casos, quando adotada a técnica mais simples. Entretanto, se associada ao transplante de conjuntiva (técnica mais elaborada e demorada), a recidiva ocorre em apenas 5 a 15% dos casos.

Nos pacientes que apresentam pterígios recidivados, ou seja, que já se submeteram a essa cirurgia mas tiveram novo crescimento do pterígio, a chance de recidiva numa segunda cirurgia é maior do que na primeira, mesmo se adotada a melhor técnica cirúrgica.

3. Pinguécula

É um depósito branco-amarelado na conjuntiva que recobre o "branco do olho", mais comum no lado nasal. Pode crescer lentamente, inflamando-se com freqüência. Raras vezes requer tratamento cirúrgico.

Capítulo 12

Uveítes

A úvea compreende três estruturas intra-oculares: íris, corpo ciliar e coróide. O termo uveíte corresponde à inflamação de pelo menos uma dessas partes e, por vezes, algumas estruturas adjacentes podem estar envolvidas: esclero-uveítes, retinocoroidites etc.

De acordo com a região que afeta, a uveíte pode ser classificada como:

Uveíte Anterior: acomete a íris (irite) ou a porção anterior do corpo ciliar e íris (iridociclite). Os sintomas, nos casos agudos, são fotofobia (aversão à luz), olho vermelho, baixa de visão e lacrimejamento. Nos casos crônicos, podem haver poucos ou nenhum sintoma.

Os sinais são:

- Injeção ciliar: vermelhidão ao redor da córnea
- Precipitados ceráticos: depósitos celulares no endotélio corneano
- Nódulos: aparecem na superfície da íris ou na borda da pupila
- Reação de câmara anterior: células inflamatórias representando inflamação ativa
- Flare: proteínas na câmara anterior, não representando inflamação ativa
- Sinéquia posterior: aderência entre a superfície anterior do cristalino e a íris. Encontrada em casos de uveíte anterior crônica ou durante uma crise aguda
- Vitreíte: células inflamatórias no vítreo (*floaters*).

Uveíte Intermediária: afeta a porção posterior do corpo ciliar e periferia da retina. Os principais sintomas são os *floaters* (células inflamatórias ou opacidades no vítreo), podendo causar baixa da acuidade visual. Como principal sinal encontrado, temos a vitreíte decorrente da infiltração celular no vítreo.

Uveíte Posterior: localiza-se depois da base vítrea. Os principais sintomas são os *floaters* e a baixa da acuidade visual.

Os sinais encontrados são:

- Coroidite: aparecimento de placas amareladas com bordas bem demarcadas no fundo do olho
- Retinite: aparência esbranquiçada na retina, com as bordas mal delimitadas
- Vasculite: inflamação significativa dos vasos sangüíneos da retina.

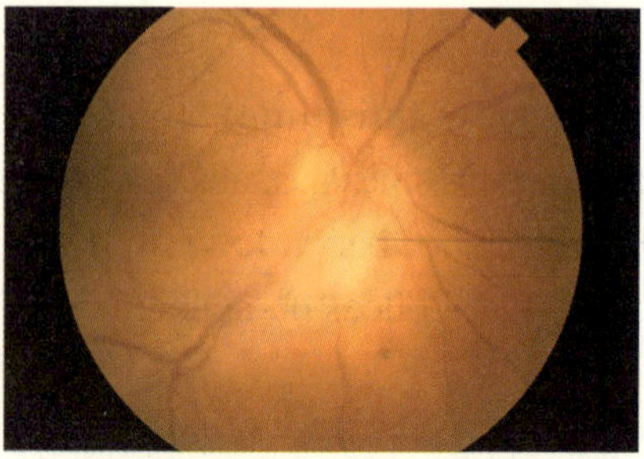

Corio-retinite por toxoplasmose

Panuveíte: afeta todas as estruturas da úvea.

A uveíte pode manifestar-se nas formas aguda ou crônica. Na forma aguda, os sintomas aparecem subitamente, persistindo por até seis semanas. Já na forma crônica, o aparecimento dos sintomas é lento, podendo até ser assintomático, e a duração ultrapassa as seis semanas. É importante salientar que alguns casos agudos podem tornar-se crônicos.

Existem uveítes causadas por traumas externos, invasão de microrganismos ou outros agentes externos. São as uveítes exógenas.

A origem da inflamação também pode ser endógena, ou seja, provocada por microrganismos ou outros agentes do próprio paciente. Os principais tipos de uveítes endógenas são:

- Associadas a doenças sistêmicas (espondilite anquilosante)
- Infecções por bactéria (tuberculose), fungo (candidíase), vírus (herpes zoster), protozoários (toxoplasmose)
- Uveítes específicas idiopáticas (síndrome de Fuchs)
- Uveítes não específicas idiopáticas, que não se enquadram nas categorias anteriores e representam 25% do total dos casos.

De acordo com o tipo de lesão, a uveíte pode ser granulomatosa (com grânulos) ou não granulomatosa.

As uveítes podem estar associadas a diversos tipos de doenças e infecções:

- Doenças reumatológicas: espondilite anquilosante, síndrome de Reiter, artrite psoriática, artrite reumatóide juvenil
- Doenças sistêmicas não infecciosas: sarcoidose, doença de Behçet, síndrome de Vogt-Koyanagi-Harada
- Doenças sistêmicas crônicas: AIDS, doença de Hansen, doença de Lyme, sífilis
- Infecções parasitológicas: toxoplasmose, toxocaríase
- Infecções virais: herpes zoster, herpes simples, rubéola congênita, AIDS
- Infecções fúngicas: histoplasmose, candidíase
- Doenças de causa desconhecida: síndrome de Fuchs
- Doenças raras: uveíte simpática, coroidopatia serpenginosa e outras.

Tratamento

Varia de acordo como tipo de uveíte. De uma forma geral, o objetivo do tratamento é prevenir complicações visuais, aliviar o desconforto do paciente e, se possível, combater diretamente a doença que originou a uveíte.

O arsenal farmacológico empregado no tratamento das uveítes inclui midriáticos, esteróides, agentes citotóxicos e ciclosporina. A indicação de cada um e suas doses dependem do tipo e da intensidade da uveíte.

Capítulo 13

Glaucoma

O glaucoma é uma doença que acomete o nervo óptico, estrutura responsável por levar até ao cérebro as imagens que vemos.

É uma das principais causas de cegueira irreversível, sobretudo entre as pessoas mais idosas. No entanto, a perda de visão provocada pelo glaucoma é evitável se o problema for detectado e tratado no início do seu desenvolvimento.

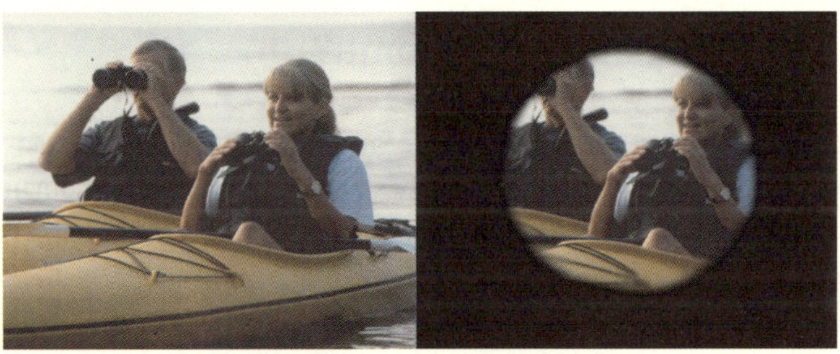

Perda do campo visual por glaucoma

O glaucoma está relacionado com a pressão ocular. Quanto maior a pressão ocular, maior a chance de lesão do nervo óptico e conseqüente perda do campo visual.

O nervo óptico é semelhante a um cabo elétrico contendo uma quantidade enorme de fios. O glaucoma pode danificar as fibras dos nervos lenta e progressivamente, fazendo assim com que se desenvolvam pontos cegos.

Muitas vezes as pessoas só reparam nessas áreas cegas depois que o nervo óptico já sofreu dano considerável. Se todo o nervo for destruído, ocorre a cegueira. A pronta detecção e o tratamento por um oftalmologista são as chaves da prevenção de lesões ao nervo óptico e cegueira por causa de glaucoma. Entretanto, isso só é possível se o paciente visitar regularmente o seu médico.

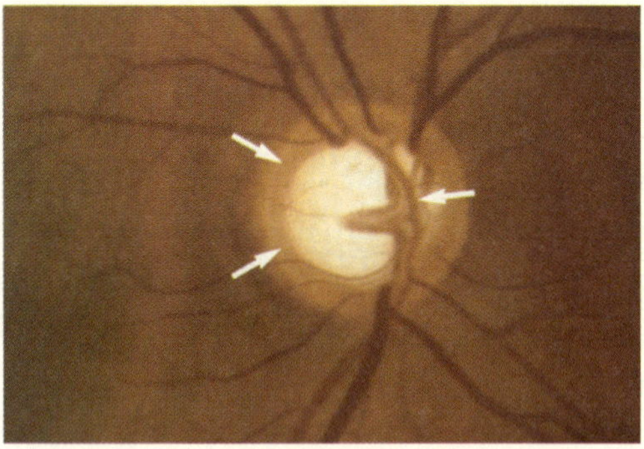

Aumento da escavação do nervo óptico

O que provoca o glaucoma?

Um líquido transparente, chamado **humor aquoso,** é produzido no interior do olho. O fluxo do humor aquoso pode ser comparado com uma pia com a torneira aberta o tempo todo. Se o "cano de drenagem" fica entupido, a água se acumula na pia e a pressão aumenta. Se a área de drenagem do olho – chamada de **ângulo de drenagem** – ficar obstruída, a pressão dentro do olho pode aumentar, deste modo lesando o nervo óptico.

Diferentes tipos de glaucoma

- **Glaucoma crônico de ângulo aberto**

É a forma mais comum de glaucoma. Ocorre como decorrência do processo de envelhecimento. O "cano de drenagem", ou ângulo de drenagem do olho, torna-se menos eficiente com o passar do tempo e a pressão dentro do olho aumenta de maneira gradual.

Se esse aumento de pressão resultar em lesão ao nervo óptico, é conhecido como glaucoma crônico de ângulo aberto. Mais de 90% dos pacientes adultos portadores da doença sofrem desse tipo de glaucoma.

O glaucoma crônico de ângulo aberto pode prejudicar a visão de forma tão gradual e indolor que não se percebe qualquer problema antes de o nervo óptico já estar bastante lesado.

- **Glaucoma de ângulo fechado**

Às vezes o ângulo de drenagem do olho pode ficar completamente obstruído. Usando o exemplo da pia, é como se uma folha de papel caísse de repente em cima do ralo, bloqueando o fluxo de água e impedindo totalmente a drenagem. A íris do olho pode agir como essa folha de papel que fecha o ângulo de drenagem.

Quando a pressão do olho aumenta rapidamente, trata-se de **glaucoma agudo de ângulo fechado.**

Os sintomas incluem:

- Vista embaçada ou perda súbita da visão
- Dor forte no olho
- Dor de cabeça
- Auréolas de arco-íris ao redor das luzes
- Náusea e vômitos.

Ao apresentar qualquer desses sintomas, deve-se procurar logo um oftalmologista. Os sintomas podem levar a confundir o problema com enxaqueca, por isso é importante verificar se os olhos estão vermelhos. Deve ser ressaltado que, se não for tratado devidamente, o glaucoma agudo de ângulo fechado pode resultar em cegueira em pouco tempo, sendo, portanto, uma urgência oftalmológica.

Um fechamento mais gradual e indolor do ângulo é chamado de **glaucoma crônico de ângulo fechado.** Ocorre com maior freqüência em pessoas de origem africana e asiática.

Esses são os tipos mais comuns de glaucoma. Existem vários outros, incluindo o glaucoma congênito e o juvenil – que pode aparecer em crianças e adultos jovens.

Como se detecta o glaucoma?

Exames regulares de vista constituem a melhor maneira de se detectar o glaucoma.

Durante um exame completo e indolor, o oftalmologista:
- Mede sua pressão intraocular (tonometria)
- Inspeciona o ângulo de drenagem de seu olho (gonioscopia)
- Avalia qualquer lesão ao nervo óptico (oftalmoscopia)
- Testa o campo visual de cada olho (perimetria).

Alguns desses exames talvez não sejam necessários para todos os indivíduos. Esses testes poderão ser repetidos regularmente para determinar se a lesão do glaucoma está aumentando com o passar do tempo e para verificar se o dano ao nervo óptico está estabilizado.

Quais são os grupos de risco de desenvolvimento de glaucoma?

A pressão alta por si só não significa que você esteja com glaucoma. O risco de desenvolver a doença está associado a diversos fatores, como:
- Idade
- Miopia
- Origem africana
- Histórico familiar de glaucoma
- Lesões oculares prévias
- Histórico de anemia aguda ou choque.

Todos esses fatores devem ser levados em conta antes de decidir se você precisa de tratamento para glaucoma ou de monitoramento constante devido a **suspeita de glaucoma.** A presença de alguns ou todos eles significa que o risco de desenvolver o glaucoma é maior que o normal, o que indica a necessidade de se submeter a exames mais freqüentes para detectar os primeiros sinais de lesão do nervo óptico.

Como é o tratamento do glaucoma?

Normalmente, lesões provocadas pelo glaucoma não podem ser revertidas. Colírios, remédios e intervenções cirúrgicas são usados para prevenir ou deter a ocorrência de mais lesões.

Com qualquer tipo de glaucoma, exames periódicos são fundamentais para prevenir a perda de visão. Como o glaucoma pode piorar sem que se perceba, o tratamento pode precisar ser adequado com o passar do tempo.

Medicamentos

O glaucoma costuma ser controlado por meio de colírio aplicado várias vezes por dia, às vezes combinado com medicações administradas por via oral. Esses medicamentos diminuem a pressão ocular, retardando a produção de humor aquoso dentro do olho ou melhorando o fluxo que sai pelo ângulo de drenagem.

Para o bom funcionamento desses medicamentos, é preciso aplicá-los regular e continuamente. Também é importante informar a outros médicos sobre os medicamentos contra glaucoma, pois eles podem ter efeitos colaterais. Ao perceber reações adversas, o paciente deverá interromper o uso do colírio e procurar o oftalmologista imediatamente.

Possíveis efeitos colaterais dos colírios

- Sensação de ardência
- Olhos vermelhos
- Visão nublada
- Dor de cabeça
- Alterações do pulso, batimento cardíaco ou respiração.

Possíveis efeitos colaterais dos remédios

- Formigamento dos dedos da mão e do pé
- Sonolência
- Perda de apetite
- Irregularidade intestinal
- Cálculos renais
- Anemia ou sangramento fácil.

Cirurgia a laser

O tratamento com cirurgia a laser pode ser eficaz para diferentes tipos de glaucoma. Costuma-se empregar o laser de duas maneiras.

No glaucoma de ângulo aberto, o próprio ângulo de drenagem é tratado. O laser serve para aumentar o dreno (trabeculoplastia), ajudando a controlar a pressão ocular.

No glaucoma de ângulo fechado, o laser cria um furo na íris (iridotomia) para melhorar o fluxo de humor aquoso para o ângulo de drenagem.

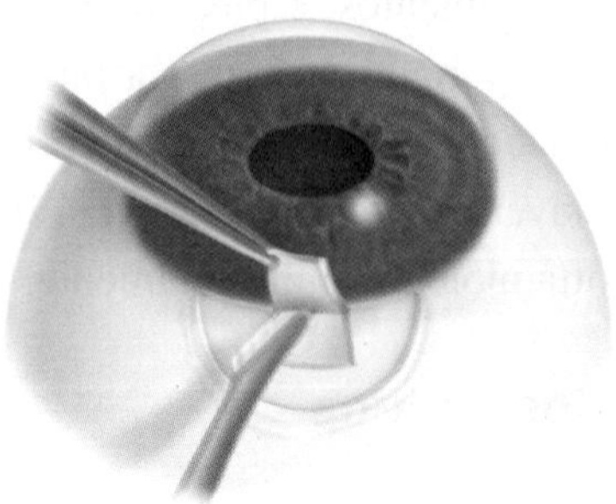

Trabeculoplastia

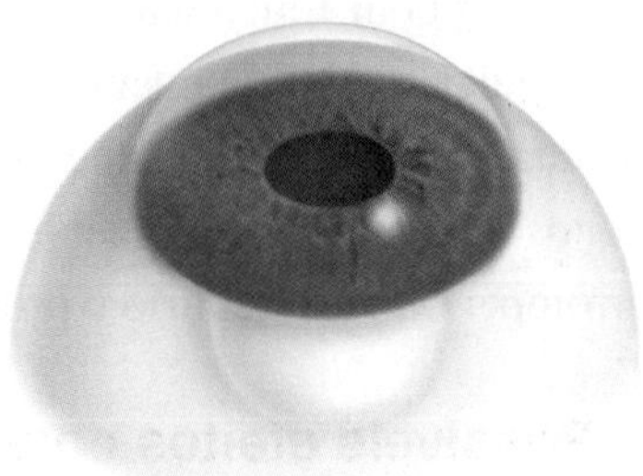

Trabeculoplastia.
Aspecto final. Bolha filtrante

Cirurgia convencional

Quando se realiza uma cirurgia para controlar o glaucoma, o oftalmologista utiliza instrumentos miniaturizados para criar um novo canal de drenagem, a fim de que o fluido aquoso saia do olho. O novo canal ajuda a baixar a pressão (**trabeculectomia**). Esse novo canal também pode ser criado através do implante de um tubo que drena para um reservatório sob a conjuntiva.

Embora as complicações da cirurgia moderna do glaucoma raramente sejam graves, elas podem ocorrer, assim como em qualquer intervenção cirúrgica. A cirurgia é recomendada quando seu oftalmologista acredita que seja mais seguro operar do que permitir que o nervo óptico continue a ser lesado.

Qual o papel do paciente no tratamento?

O tratamento do glaucoma exige que o paciente cumpra à risca o tratamento receitado pelo oftalmologista. A interrupção do uso dos remédios ou a sua troca não podem ser realizadas sem o conhecimento do seu oftalmologista. Exames oftalmológicos freqüentes são vitais para verificar qualquer alteração nos olhos e prevenir a perda de visão. Os exames devem ser feitos da seguinte maneira:

A cada 2 anos

- se o paciente tiver abaixo de 40 anos.

E a cada 1 ano

- se algum membro da família for portador de glaucoma
- se for de origem africana
- se já sofreu de alguma lesão ocular grave
- se estiver tomando medicamentos esteróides
- se tiver acima de 50 anos.

Capítulo 14

Catarata

A catarata decorre da perda de transparência de uma lente natural, o cristalino. O cristalino está localizado no interior dos olhos, atrás da íris. Juntamente com a córnea, é responsável pela convergência dos raios de luz para a retina, formando a imagem. A perda da transparência dessa lente impede a nitidez da imagem na retina.

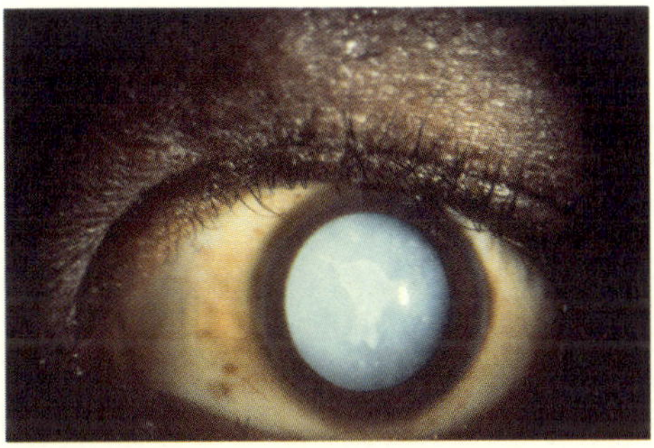

Catarata

A catarata é progressiva. Inicialmente, o cristalino apresenta-se transparente, mas evolui, com a mudança da cor para amarelo e até marrom ou negro, dependendo do grau de progressão e da transparência. Estágios avançados da catarata levam à cegueira, mas a cegueira por catarata é considerada reversível.

A baixa da visão causada pela catarata normalmente limita as atividades normais, podendo até impedir as atividades profissionais. A perda da independência, a impossibilidade de sair à noite, o risco de acidentes domésticos ou automobilísticos, somados à limitação para leitura e televisão, constituem motivos suficientes para a frustração dos indivíduos e falta de interesse pela vida. É muito comum pacientes procurarem os serviços oftalmológicos pela baixa da acuidade visual, mas igualmente comum é a chegada de pacientes deprimidos em razão dessa baixa.

Sintomas comuns

- Baixa gradual e progressiva da visão
- Objetos com aparência amarelada, embaçados, borrados ou distorcidos
- Visão drasticamente prejudicada à noite ou em condições de baixa luminosidade
- Halos ao redor das luzes
- Ofuscamento em ambientes claros
- Melhora inicial da visão de perto
- Falta de interesse pelas atividades do dia-a-dia.

Causas e fatores de risco

O principal fator de risco para o desenvolvimento da catarata é a idade. Qualquer pessoa com mais de 65 anos tem naturalmente uma opacidade do cristalino, que pode ou não levar à baixa significativa da visão.

Os seguintes fatores aceleram o envelhecimento e podem contribuir para o processo de aparecimento da catarata:

- Diabetes
- Histórico familiar de catarata, que pode significar uma predisposição genética
- Trauma ocular
- Uso por períodos prolongados de certos medicamentos (exemplo: corticóides)
- Consumo excessivo de álcool
- Exposição intensa à luz solar
- Exposição a doses altas de radiação, como pode acontecer em aplicações de radioterapia
- Consumo de tabaco.

Diagnóstico

O diagnóstico da catarata é feito por meio do exame oftalmológico de rotina. Recomenda-se um exame a cada 2 anos para pacientes com idade entre 40 e 65 anos. Pessoas com idade superior a 65 anos devem fazê-lo a cada 1 a 2 anos. Esses prazos não se aplicam a pacientes com doenças oculares ou sistêmicas com repercussões oftalmológicas.

A cirurgia de catarata

Os benefícios da cirurgia de catarata moderna são muitos. Possibilita uma restauração quase imediata da visão. É um dos poucos procedimentos médicos que podem voltar o tempo para trás, pois muitos pacientes alcançam visão comparável com a que tinham em sua mocidade.

Um exame oftalmológico completo determina a presença da catarata, avaliando também outras estruturas oculares, para verificar a chance de melhora com a cirurgia. A partir do diagnóstico da doença, o médico fará as recomendações relativas à realização ou não da cirurgia, explicando suas vantagens e desvantagens e os resultados esperados.

Há poucos anos, recomendava-se que a catarata deveria estar "madura" para que pudesse ser removida. A técnica cirúrgica utilizada permitia a retirada da catarata madura de forma mais fácil e, infelizmente, os pacientes tinham que conviver com a deterioração da visão por longos períodos, antes de algo ser feito. Hoje, não é mais necessário ou desejável esperar para a cirurgia. Uma vez que a catarata cause diminuição da visão com interferência nas atividades diárias, está indicada a intervenção cirúrgica.

Estudos recentes demonstram que, em estágios mais avançados, a catarata tem um pior prognóstico.

Avanços na cirurgia de catarata

A cirurgia de catarata foi uma das que mais avançou nos últimos anos. Há cerca de 20 anos, o período de recuperação era longo; os óculos e as lentes de contato necessários após o procedimento eram estética e funcionalmente limitantes, pois não se fazia implante de lente intraocular para correção da graduação existente.

Hoje a cirurgia é um procedimento tecnologicamente avançado e mais simples e seguro para o paciente, que não necessita de internação e tem, na maioria dos casos, recuperação total da visão. A maioria das pessoas diminui a dependência de óculos e lente de contato.

Evolução da cirurgia de catarata

Há poucos anos, o método mais aceito para a cirurgia de catarata era a **extração intra-capsular do cristalino.** Uma incisão de 13 mm era realizada na parte anterior do olho e o cristalino era retirado inteiramente, como uma uva. Na maioria das vezes, a catarata deveria estar "madura" para facilitar a sua extração. Não existia material adequado para sutura e os olhos eram ocluídos, obrigando o paciente a ficar imobilizado na cama por volta de uma semana. Após a cirurgia, o foco da imagem, antes feito pela lente natural, necessitava de óculos ou lentes de contato muito fortes para se formar.

Mais tarde surgiu a técnica de **extração extra-capsular**, com a qual se preservava a cápsula do cristalino, onde ele se apóia, e retirava-se do seu interior o núcleo e o córtex. O resultado cirúrgico melhorou com o desenvolvimento de fios de sutura e microscópios. Com a manutenção do suporte do cristalino (cápsula), foi possível o desenvolvimento de uma lente intra-ocular que substituía a necessidade de correção com óculos ou lentes de contato fortes. Diversas complicações que existiam nas cirurgias antigas – como descolamento de retina e infecções – diminuíram muito sua incidência. Entretanto, na técnica de extração extra-capsular do cristalino ainda era feita uma incisão de cerca de 9 mm, pois a lente (cristalino) era retirada inteira, necessitando de um número maior de pontos.

A evolução tecnológica levou ao desenvolvimento da **cirurgia sem sutura com incisão auto-selante.** A presença de suturas, apesar de vantajosa, causava demora na cicatrização, com conseqüente retardo da recuperação visual, em torno de um mês. Poderiam causar ainda mudanças na curvatura da córnea e astigmatismo, tendo que ser retiradas após 40 dias e com um resultado nem sempre previsível. Novas incisões de cerca de 3 mm foram desenvolvidas, permitindo o fechamento da ferida cirúrgica sem a necessidade de suturas após a cirurgia. A retirada do cristalino passou a ser feita por aspiração, após a sua dissolução com energia de ultra-som (semelhante à broca de dentista), permitindo que apenas essas pequenas incisões fossem feitas, não sendo necessários pontos. Essa técnica foi denominada de **facoemulsificação**. Para que não houvesse a necessidade do aumento dessas incisões, lentes intraoculares dobráveis começaram a ser desenvolvidas e implantadas. Essas lentes são de acrílico, silicone ou hidrogel e possuem diferentes graduações, para que o foco aconteça na retina e corrija, o mais próximo do normal, portadores de miopia e hipermetropia.

As vantagens da facoemulsificação são:

- Menor tempo de cirurgia
- Tempo de recuperação drasticamente reduzido
- Menor indução de astigmatismo
- Menos desconforto no pós-operatório
- Retorno precoce às atividades.

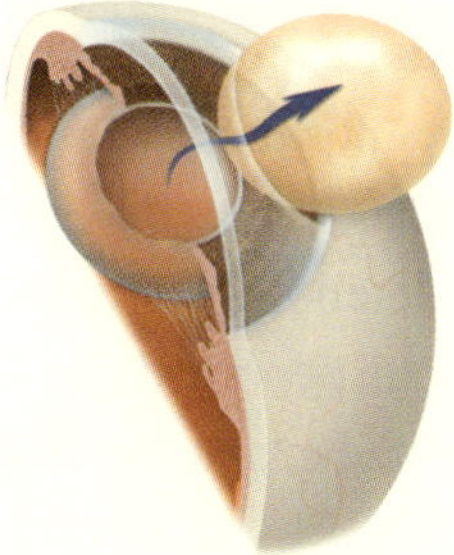

Extração extra-capsular de catarata

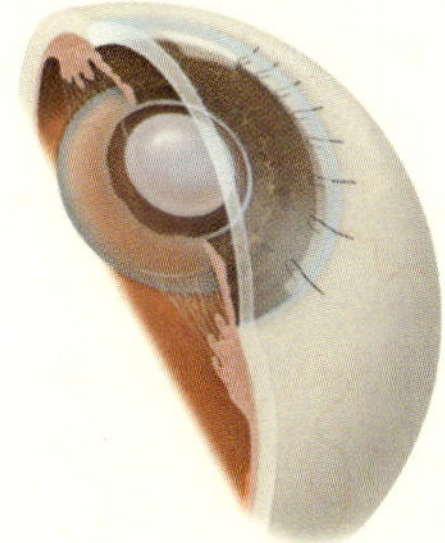

Suturas na extração extra-capsular de catarata

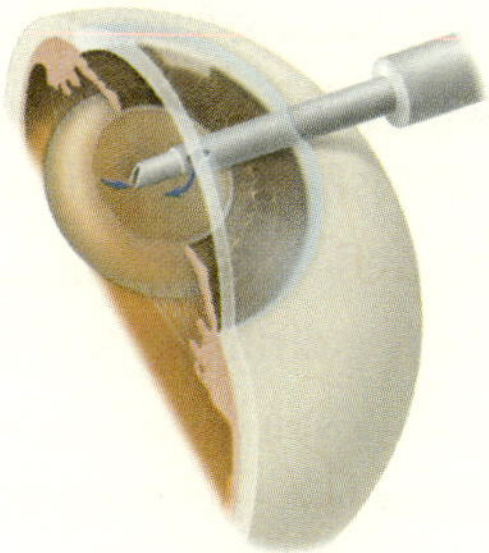

Facoemulsificação

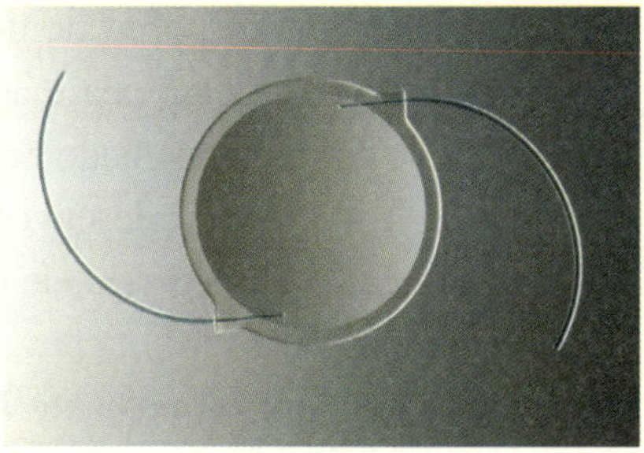

Lente intraocular

Exames pré-operatórios

Para a preparação da cirurgia de catarata, diversos exames são realizados. Eles irão determinar as condições do olho para a cirurgia e planejar o implante da lente intra-ocular.

Além de uma avaliação oftalmológica completa, incluindo medida da acuidade visual, exame de refração (grau dos óculos) e biomicroscopia (avaliação do segmento anterior do olho, como córnea e cristalino), são realizados os seguintes exames:

1. Biometria: Utilizando cálculos matemáticos e ondas de ultra-som, determina-se o tamanho do olho e a correta graduação da lente a ser implantada, com o objetivo de corrigir ou induzir a um erro de refração pré-estabelecido.
2. Mapeamento de retina: Avalia as condições da retina para detectar a existência de outras doenças responsáveis por problemas de visão.
3. Microscopia especular da córnea: Faz a contagem de células existentes na camada interna da córnea (endotélio). Nos casos em que essa contagem é muito baixa, é possível que ocorra edema de córnea no pós-operatório e até a necessidade de transplante de córnea associado.
4. Tonometria: Mede a pressão intra-ocular, determinando se existe glaucoma associado. Em alguns casos pode ser necessária a cirurgia combinada de glaucoma.
5. Avaliação clínica: Dependendo das condições de saúde do paciente,

outros exames – como exame de sangue, eletrocardiograma e avaliação por um clínico – podem ser solicitados.

Técnicas de microcirurgia

Antes da cirurgia são utilizados colírios que fazem a dilatação da pupila, para que haja um melhor acesso ao cristalino, localizado atrás da íris. Os pacientes podem ser operados sob anestesia tópica (com colírios), injeção de anestésico ao redor do olho ou sob anestesia geral. Normalmente realiza-se uma sedação leve com drogas orais ou injetadas na veia. A escolha da anestesia é feita pelo médico e diversos fatores são levados em conta, sendo o mais importante o conforto e a segurança do paciente.

A cirurgia de catarata é uma operação delicada, que envolve manipulação das estruturas internas do olho, visualizadas pelo cirurgião através de microscópio. É realizada com campo cirúrgico estéril perfurado e o olho é aberto por um pequeno aparelho que separa as pálpebras. Uma pequena incisão na córnea é obtida com bisturi de aço ou diamante. Com uma pinça, é retirada a parte anterior da cápsula do cristalino, para que seja iniciada a sua remoção. A ponta do aparelho de facoemulsificação que injeta líquidos e produz ultra-som é introduzida no interior do olho através da incisão feita na córnea. O controle da quantidade de ultrasom, infusão de líquidos e aspiração permite que a catarata seja dissolvida e aspirada inteiramente. Realiza-se então o implante da lente intraocular, sendo inserida dobrada ao meio. Ela se abre dentro do olho e ocupa o local do cristalino antigo. O olho pode ser ocluído ou não e imediatamente o paciente volta para casa, com a recuperação da visão em poucas horas ou dias.

Pós-operatório

Após a cirurgia utilizam-se colírios antiinflamatórios e antibióticos por aproximadamente 30 dias. Em alguns casos há necessidade de colírios para dilatar a pupila. A maioria das pessoas pode retomar as suas atividades normais pouco tempo depois da operação, mas é recomendado cuidado até que se acostume com a sua nova visão, evitando dirigir nos primeiros 7 dias ou levantar pesos e abaixar a cabeça.

A avaliação do oftalmologista é muito importante no período pós-operatório, para verificar a cicatrização e as condições da cirurgia. Recomenda-se consultá-lo pelo menos duas vezes: a primeira no dia seguinte à cirurgia e a segunda trinta dias após a cirurgia. Ou em qualquer outro dia, caso o paciente sinta necessidade.

Riscos e complicações

As principais complicações que podem ocorrem após a cirurgia de catarata são:

1. Opacidade da cápsula do cristalino antigo onde a lente foi implantada. Pode ocorrer em cerca de 10 a 20% dos casos, prejudicando a visão em níveis semelhantes aos da catarata ou causando reflexos à noite, ao redor das luzes. O início dessa opacidade pode acontecer meses ou até anos depois da cirurgia. O tratamento é realizado através de aplicações de laser (YAG laser), obtendo-se um pequeno orifício nessa opacidade e restaurando a visão original. Essa aplicação de laser é realizada no próprio consultório do médico e as atividades normais podem ser retomadas imediatamente. É comum observar, nas primeiras semanas após a cirurgia, alguns fragmentos de cápsula, que são absorvidos pelo organismo.
2. Infecção: como toda cirurgia, o risco de infecção existe. Mas ele é baixo, podendo ocorrer um caso em cada 1.000 a 2.000 pacientes operados.
3. Edema de córnea: o excesso de líquido na córnea no pós-operatório imediato é comum, sendo provocado pela manipulação cirúrgica no interior do olho. Pode prejudicar a visão nos primeiros dias, mas normalmente é transitório.
4. Aumento da pressão intra-ocular: alguns medicamentos utilizados na cirurgia podem causar aumento transitório da pressão ocular, dificultando a drenagem do humor aquoso. Pode ocorrer dor ao redor dos

olhos, causando náuseas e vômitos. Alguns medicamentos ou colírios podem ser necessários para controlar a pressão nesse período pós-operatório.

5. Descolamento de retina: é mais freqüente nos indivíduos com miopia alta, devido ao tamanho aumentado do globo ocular.

Capítulo 15

Transplante de córnea

A córnea é um tecido avascular (sem vasos sangüíneos) e transparente, que funciona como uma lente convergente para o olho. De maneira simplificada, podemos compará-la ao vidro de um relógio.

A córnea foi o primeiro tecido sólido a ser transplantado com sucesso no ser humano. O índice de rejeição nos transplantes de córnea é bem menor do que nos outros tecidos, o que gerou o conceito de "privilégio imunológico" da córnea. Isso ocorre porque a córnea é avascular, dificultando a chegada dos anticorpos (células de defesa) aos antígenos (substâncias estranhas ao organismo) presentes nela.

O primeiro transplante de córnea descrito foi em 1824, porém só em 1906 foi feito um com sucesso. Houve uma grande evolução na história dos transplantes de córnea. Em 1919, o índice de sucesso dessa cirurgia era de 10%. Atualmente, a perda da córnea doada (falência primária) ocorre em apenas 2% dos casos. Isto se deveu ao reconhecimento da importância do endotélio da córnea (camada mais interna da córnea), além do surgimento de novas técnicas cirúrgicas, novos fios e agulhas e a introdução do microscópio cirúrgico na década de 60.

Levando-se em conta que há cerca de 40 anos eram raros os casos de transplante de córnea e que atualmente são realizados cerca de 45.000 por ano somente nos EUA, pode-se ter a certeza do grande progresso dessa cirurgia.

Doação de córneas

Atualmente, as córneas doadas são armazenadas e preservadas em meios que permitem a sua utilização até duas semanas após a sua captação. Na década de 70, esses meios só permitiam o armazenamento por até 4 dias.

Esse tempo entre a captação do órgão e a cirurgia permite programá-la com mais calma.

Existe um processo rigoroso quanto à técnica de captação, preservação, análise do material doado e armazenamento antes da liberação desse tecido para utilização em outros seres humanos. Além disso, o doador é avaliado do ponto de vista clínico e laboratorial, sendo recusados os que sejam portadores ou apresentem histórico de doenças infecto-contagiosas (como AIDS, hepatite e outras).

A aparência da córnea doada, sua vitalidade, a contagem endotelial (parâmetro para analisar sua função), o tempo entre a morte do doador e a captação do tecido, o tempo de armazenamento no meio de preservação e a idade do doador são levados em conta antes da liberação do tecido para seu uso. Todo esse processo é realizado e monitorado pelos diversos Bancos de Olhos existentes, e fiscalizado pela Secretaria da Saúde e Vigilância Sanitária de cada Estado.

Transplante

O termo mais correto seria ceratoplastia penetrante, que significa a troca, através da cirurgia, de uma porção da córnea receptora (do paciente que está sendo submetido à cirurgia) por uma córnea doadora.

Existe ainda a ceratoplastia lamelar, que é a retirada de apenas uma camada superficial da córnea. Esse procedimento teoricamente é mais seguro, por apresentar menor índice de rejeição, mas só se aplica a problemas na superfície da córnea, além de exigir uma habilidade maior do cirurgião, tornando o procedimento menos previsível. A ceratoplastia penetrante é a forma de transplante mais realizada, apresentando resultados satisfatórios.

Indicação da cirurgia

Atualmente, a indicação mais freqüente de transplante de córnea no Brasil é por ceratocone. Nos Estados Unidos, as principais indicações são por edema de córnea após cirurgia de catarata (ceratopatia bolhosa), distrofia de Fuchs e, em terceiro lugar, ceratocone. Existem outras causas menos freqüentes, como falência primária (de outro transplante), distrofias de córnea, opacidade após infecção de córnea (úlcera), perfuração corneana, trauma ocular, opacidade congênita, entre outras.

Ceratocone

Consiste no afinamento central da córnea associado a um abaulamento anterior (protrusão anterior) dela, fazendo com que a córnea assuma uma forma de cone. É relativamente comum, ocorrendo um caso para cada 2.000 habitantes. Existe um componente hereditário em apenas 10% dos casos, mas não se sabe a causa desse problema.

Geralmente atinge os dois olhos, mas de forma assimétrica: um olho apresenta um ceratocone em estágio mais avançado do que o outro. Tende a progredir durante a adolescência e se estabilizar na idade adulta, embora possa ocorrer em qualquer faixa etária. Com a progressão, o afinamento central se agrava, aumentando a curvatura da córnea e gerando um astigmatismo irregular importante.

Casos de perfuração da córnea em pacientes portadores de ceratocone são muito raros. Mas pode ocorrer o desenvolvimento súbito de um edema localizado, associado à progressão do ceratocone, conhecido como hidrópsia. Geralmente esse quadro regride espontaneamente após 6 a 12 semanas, podendo deixar como seqüela uma cicatriz na córnea.

O ceratocone está associado a algumas patologias como Síndrome de Down, Síndrome de Marfan, entre outras. Pacientes portadores de conjuntivite alérgica também apresentam uma maior incidência de ceratocone.

O diagnóstico pode ser feito clinicamente nos estágios mais avançados da doença, ou com o auxílio da topografia corneana. Nos casos leves, a correção óptica pode ser feita com óculos. Porém, na maioria dos casos, a melhor visão só é alcançada com o uso de lentes de contato rígidas. Nos casos em que não se consegue mais a adaptação de lentes de contato, a cirurgia de transplante de córnea é indicada. O resultado dessa cirurgia em pacientes com ceratocone costuma ser excelente.

Ceratopatia Bolhosa

A córnea possui cinco camadas. A mais interna delas é o endotélio, que tem como principal função manter a córnea desidratada e transparente, atuando como uma bomba de sucção, retirando o líquido existente no olho, que continuamente entra na córnea. Esse processo ocorre durante toda a vida, porém as células endoteliais não se regeneram e vão morrendo com o passar do tempo. Em alguns casos, o número dessas células é insuficiente para manter a córnea transparente e o líquido se acumula no tecido corneano, levando à formação de edema. As principais causas de perda de células endoteliais, além da idade, são o trauma cirúrgico (cirurgias intra-oculares, como a cirurgia de catarata) e doenças genéticas, como a Distrofia de Fuchs (ver a seguir).

A ceratopatia bolhosa é o nome dado à descompensação da córnea (perda da função endotelial) causada pelo trauma cirúrgico. Essa situação pode ocorrer nos casos de cirurgias prolongadas e traumáticas, ou ainda em pacientes que apresentaram deficiência endotelial no pré-operatório mesmo em cirurgias não traumáticas.

O tratamento inicial visa a redução do edema com o uso de colírios. Nos casos em que não se observa regressão do edema, o tratamento definitivo indicado é o transplante de córnea.

Distrofia de Fuchs

Geralmente afeta mulheres acima de 50 anos. Seus sintomas são muito variados, podendo ser assintomática ou levar à baixa de visão matinal. Consiste na perda lenta e progressiva das células endoteliais, sendo de causa genética.

Os sintomas estão relacionados ao edema de córnea, causando baixa de visão e dor esporádica. Nos casos mais avançados, ocorre a ruptura das bolhas formadas na córnea com o acúmulo de líquido. Os sintomas tendem a piorar ao acordar e melhoram com o passar do dia.

A evolução deve ser documentada através do exame clínico e acompanhamento com exames como microscopia especular e paquimetria. O tratamento clínico visa reduzir o edema e aliviar a dor com o auxílio de colírios e pomadas. Nos casos de ruptura de bolhas, deve-se usar lentes de contato. Nos casos avançados, o tratamento é cirúrgico e consiste no transplante de córnea.

Avaliação pré-operatória

Um exame oftalmológico completo é importante antes da indicação de um transplante de córnea. O paciente precisa ser bem orientado quanto à necessidade de um acompanhamento pós-operatório prolongado, com resultados no médio prazo.

Algumas alterações de superfície ocular devem ser tratadas antes da cirurgia, como olho seco, alterações na pálpebra, entre outras. Glaucoma ou uveíte (inflamação) devem ser controlados antes da cirurgia.

Um olho inflamado na hora da cirurgia está associado a um maior número de complicações no pós-operatório, como rejeição, falência, glaucoma e edema macular (retina).

Cirurgia combinada

Alguns pacientes necessitam de cirurgias combinadas, ou seja, a realização de outras cirurgias associadas ao transplante de córnea.

A mais realizada delas é a retirada do cristalino com implante de lente intra-ocular (cirurgia de catarata) associada à cirurgia de transplante de córnea. Essa cirurgia é conhecida como cirurgia tríplice.

Além dessa, outras cirurgias podem ser feitas, como troca de lente intra-ocular, implante secundário de lente intra-ocular (quando o paciente já operou a catarata, mas não colocou a lente), cirurgia de glaucoma, vitrectomia, entre outras.

Complicações na operação

Como em qualquer cirurgia, existe risco de complicações durante o procedimento. Essas complicações estão relacionadas ao estado clínico do paciente (hipertensos descontrolados, por exemplo), não colaboração do paciente (movimentação excessiva durante a cirurgia), além daquelas relacionadas ao procedimento em si.

Complicações pós-operatórias

O cuidado pós-operatório de um transplante de córnea é bem mais complexo do que o de uma cirurgia de catarata. É preciso destacar que o sucesso da cirurgia, no longo prazo, está mais relacionado à qualidade do cuidado pós-operatório do que à técnica cirúrgica.

As visitas freqüentes (consultas de retorno) sob uso de colírios antibióticos e antiinflamatórios objetivam prevenir, orientar, identificar e reconhecer precocemente as diversas complicações que podem ocorrer após o transplante de córnea.

As principais delas são o astigmatismo e a rejeição (ver adiante). Além destas, podemos ter vazamento pela incisão, glaucoma, infecção, falência primária (quando a córnea doada não apresenta melhora espontânea, indicando deficiência e necessidade de novo transplante), defeito epitelial (quando ocorre desepitelização persistente), recorrência da doença primária (herpes, ceratite bacteriana etc.) e problemas relacionados à sutura (pontos soltos, por exemplo).

Controle do astigmatismo

Geralmente, após o transplante de córnea, observa-se astigmatismo no pós-operatório. É a complicação mais freqüente do transplante de córnea.

Astigmatismo severo (alto grau) pode levar a baixa de visão, distorção da imagem, diplopia (visão dupla), anisometropia (diferença importante do grau entre os dois olhos).

Existem várias formas de correção do astigmatismo, sendo a mais simples a retirada de pontos, que pode ser feita, normalmente, apenas após o **terceiro mês** de cirurgia. O paciente deve ser acompanhado nos três primeiros meses de cirurgia quanto à inflamação e transparência da córnea doada. Depois desse período são realizados exames de topografia corneana seriados, para avaliação da magnitude do astigmatismo. De acordo com esses exames, o cirurgião avaliará a necessidade de retirar ou não um ou mais pontos.

Após um ano de cirurgia, o astigmatismo residual deve se estabilizar. O restante dos pontos pode ser retirado (ou não) entre o primeiro e segundo ano de pós-operatório.

Além da retirada das suturas (pontos), o astigmatismo pode ser corrigido cirurgicamente através de incisões relaxantes, novas suturas ou por Excimer Laser (LASIK).

Rejeição do transplante

Com certeza, essa é a principal complicação possível em um transplante de córnea.

O paciente deve ser bem orientado para ser capaz de identificar sintomas que sugiram o início de um quadro de rejeição, a fim de procurar um serviço de urgência oftalmológica o mais rápido possível.

Os principais sintomas são: **dor, baixa de visão e olho vermelho** (hiperemia ocular). **Não necessariamente precisam estar os três sintomas associados**. Às vezes, o paciente pode perceber o olho um pouco vermelho com leve baixa de visão sem dor. Neste caso, deve procurar um oftalmologista com urgência até mesmo para afastar esta possibilidade.

O sucesso e a reabilitação visual dependem do **tratamento precoce**.

O período mais freqüente de rejeição é no primeiro ano, **principalmente entre o terceiro e o nono mês de pós-operatório**. Raramente ocorre antes de duas semanas após a cirurgia. Há casos de rejeição até 20 anos após o transplante de córnea.

Geralmente, com o uso freqüente de colírios, o quadro de rejeição é revertido. Algumas vezes, nos casos mais severos, há a necessidade de várias aplicações de injeção subconjuntival de corticosteróides (antiinflamatórios) na parte branca do olho.

Reabilitação visual

Dentre os transplantes realizados no ser humano, o transplante de córnea apresenta o maior índice de sucesso. A recuperação visual se dá de forma significativa nos primeiros dias da cirurgia, porém apenas parcialmente. Com o acompanhamento no pós-operatório, o astigmatismo residual é reduzido com a retirada de pontos e controle topográfico.

Alguns pacientes podem ter a melhora da visão com o uso de óculos, mas uma boa parte dos pacientes necessita de lentes de contato (geralmente rígidas, podendo ser gelatinosas) para alcançar a melhor acuidade visual. Mais de 90% dos pacientes submetidos ao transplante de córnea recuperam a visão com sucesso.

Capítulo 16

Degeneração macular relacionada à idade

A mácula é a região central da retina, por onde nós definimos formas, cores, rostos etc., e é também a região da leitura. O restante da retina é responsável pela visão periférica, ou o campo de visão.

A Degeneração Macular Relacionada à Idade (DMRI) é uma doença própria da retina (fundo do olho) que afeta a mácula e acomete pessoas idosas. Em geral pessoas acima de 65 anos são mais afetadas por essa doença, que ainda não tem uma causa definida.

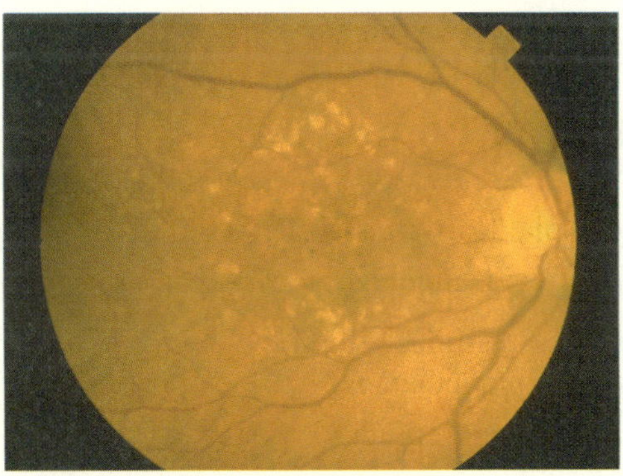

Degeneração macular relacionada à idade

Existem dois tipos básicos de DMRI: a seca e a exsudativa, também conhecida como molhada. O tipo exsudativo, embora seja a forma menos freqüente da doença, é o que causa maior baixa de visão.

Nos Estados Unidos, a DMRI é a principal causa de baixa de visão em pessoas acima de 65 anos. No Brasil, à medida que a nossa população tem maior expectativa de vida, passamos a encontrar mais e mais pessoas acometidas pela DMRI.

Não existe uma causa única para a DMRI, e a sua origem parece ser multifatorial. As substâncias oxidantes parecem ter um papel na sua formação. Ainda não se sabe por que algumas pessoas que têm a DMRI apresentam-se com a forma seca, enquanto outras desenvolvem a forma exsudativa, duas formas com prognóstico e tratamento diferenciados.

Atualmente, a indústria farmacêutica e a indústria de laser desenvolvem medicamentos e aparelhos para tratar principalmente as formas exsudativas da DMRI.

Em pacientes idosos, o fundo de olho pode apresentar pequenas manchas brancas, chamadas de drusas. Há dois tipos de drusas, a mole e a dura. A drusa dura é muito comum em pessoas acima de 50 anos e não está relacionada com o aparecimento da degeneração. Ao contrário, a presença de drusas moles está altamente relacionada com o aparecimento da degeneração. Nessa fase, em que somente há drusas, a visão permanece normal.

O que acontece com a visão

A retina é formada por vários tipos de células, entre as quais duas que atuam como fotorreceptores. Os fotorreceptores são os responsáveis por transformar os estímulos luminosos em estímulos elétricos, que são enviados para o cérebro.

As duas principais células fotorreceptoras são os cones e os bastonetes. Cada uma delas tem sua função específica, porém podemos dizer que os cones são capazes de definir forma, cores e têm uma melhor definição de imagem, enquanto que os bastonetes têm alta capacidade de se adaptar ao escuro. Ou seja, cada célula desempenha uma função importante na nossa visão.

A mácula é a área de melhor visão, pois contém basicamente cones, enquanto que o restante da retina contém proporções cada vez maiores de bastonetes à medida que nos afastamos da mácula em direção à periferia.

É importante lembrar que toda a retina tem origem no tecido nervoso, assim como o cérebro. Saber isso é particularmente importante, pois, assim como as células do cérebro, as células da retina não se regeneram ou se multiplicam. Ou seja, a quantidade de células que possuímos ao nascer é a quantidade com que vivemos e enxergamos. Qualquer alteração que afete essas células, através de trauma ou de doença, como a DMRI, significa perda da visão, central e/ou periférica, em maior ou menor grau, conforme a severidade da doença, o tamanho e a região afetada pela lesão. Como a mácula ocupa uma área pequena, porém muito importante, da retina, qualquer doença ou lesão nela irá produzir alteração na visão central.

O que acontece na DMRI

A forma exsudativa é assim chamada porque existe o aparecimento de pequenos vasos de sangue, muito frágeis, embaixo das células fotorreceptoras. Esses vasos também são chamados de membrana neovascular. Essa membrana tem a tendência de crescer em direção às células fotorreceptoras, destruindo-as. Como já foi explicado anteriormente, a destruição das células fotorreceptoras é irreversível e por isso essa forma da doença é a que mais causa baixa da visão central. Em vários casos, por ser muito frágil, a membrana se rompe, causando sangramento na área afetada, o que atrapalha ainda mais a visão.

Já a forma seca da doença produz uma degeneração da célula fotorreceptora (daí o nome da doença), de forma aleatória e sem a presença da membrana neovascular. Essa forma da doença, embora produza uma baixa de visão central, é mais branda que a produzida pela forma exsudativa.

Diagnóstico

O exame realizado pelo oftalmologista é a principal arma para se identificar, definir o tipo e a severidade da doença, quando ela ocorre. Dentre os exames que o oftalmologista realiza, o exame do fundo do olho, também conhecido como mapeamento de retina, já pode identificar a presença da doença e sua forma. Muitas vezes é necessário complementar com os exames de retinografia e angiofluoresceinografia.

Uma vez que o exame oftalmológico determinou a forma exsudativa, o próximo passo é descobrir a localização exata da membrana neovascular, o que muitas vezes não é uma tarefa fácil. Para essa finalidade os exames de angiofluoresceinografia e retinografia são realizados. Esses exames consistem em uma série de fotografias do fundo do olho, em particular da região macular, através de um aparelho especialmente desenvolvido para isso, chamado retinógrafo. Em vários casos, o exame da angiofluoresceinografia não mostra a membrana neovascular em sua totalidade ou pelo menos parcialmente, devido principalmente à presença de sangramento espesso. Nesses casos, pode-se lançar mão de outro exame com um contraste diferente, chamado de angiografia com indocianina verde. Mesmo com o uso desse outro exame, algumas vezes a membrana pode não ser identificada.

Tratamento

O tratamento para essa doença vai depender do tipo de DMRI e de vários outros fatores. Somente o oftalmologista, em particular o especialista em doenças da retina, poderá indicar o melhor tratamento, através dos exames realizados. Porém, é importante salientar que não existe nenhum tratamento efetivo para curar a doença e devolver os 100% da visão existentes antes do seu aparecimento.

São várias as modalidades de tratamento, que variam desde o uso de comprimidos, aplicação de laser até o uso de cirurgia. Cada caso, individualmente, deve ser analisado para saber qual é a melhor maneira de se tratar.

No caso da degeneração do tipo seca, muitas vezes é indicado somente o uso de comprimidos de substâncias antioxidantes. Para a forma exsudativa, pode ser utilizado desde laser até cirurgia. Existem duas modalidades de laser: o laser quente e o laser frio. Atualmente, apesar de o laser quente ainda ter suas indicações, utiliza-se o laser frio em conjunto com a aplicação de uma droga endovenosa para a destruição do vasos neoformados. Essa modalidade é a única que tem o potencial de destruir a membrana e preservar a visão que o paciente possui, em casos selecionados e determinados pelo oftalmologista.

Existem outros tipos de laser e de medicações sendo desenvolvidas e testadas para o tratamento da forma exsudativa, porém ainda não aprovados por todos os testes científicos.

Duas modalidades de tratamento cirúrgico estão disponíveis em casos muito selecionados. A primeira técnica tem por objetivo remover a membrana neovascular, através de uma microincisão na retina e remoção com pinças especiais. Essa técnica, que teve mais aplicação no passado, hoje em dia tem seu uso muito restrito. A segunda técnica cirúrgica consiste em fazer uma rotação da retina, de modo que a parte doente saia da posição central e uma área de retina sadia fique no seu lugar. Assim como a primeira técnica, essa tem aplicações muito restritas nos dias de hoje.

O tratamento da DMRI exsudativa deve ser feito rapidamente, pois com o passar do tempo a membrana neovascular cresce, destruindo mais células responsáveis pela visão. O tratamento não se limita à aplicação do laser, devendo o paciente ser acompanhado, por muito tempo, com exames feitos pelo oftalmologista.

Outros tipos de tratamento em estudo

Os estudos para tratamento dessa doença se dividem em transplante de retina e uso de dispositivos de visão artificial. O transplante de retina, na realidade de um fragmento da retina em sua total espessura ou parte dela, ainda se encontra num estágio inicial. A maioria desses estudos ainda está na fase de animais de laboratório, embora já tenham sido realizados transplantes em voluntários humanos.

De modo similar, o uso de dispositivos de visão artificial, através de ultramicrocâmeras ou de um *chip* implantado na retina, também está em um estágio experimental. Em pacientes que utilizaram essa técnica, o grau de visão obtido ainda foi rudimentar e a tecnologia necessária para se obter resultados mais consistentes ainda está em evolução.

O que fazer se nenhum tratamento pode ser realizado

Quando a doença atinge a fase terminal, na qual os fotorreceptores são substituídos por um tecido cicatricial e a doença passa a ser chamada DMRI cicatricial, nenhuma das modalidades de tratamento aprovadas e disponíveis atualmente pode ser utilizada. Nesses casos, utilizam-se recursos ópticos, através de óculos especiais, chamados de recursos de visão subnormal. O princípio do uso desses óculos é deslocar a imagem da área de cicatriz para uma área adjacente de retina sadia. Com isso, o paciente pode reaprender a ler, utilizando-se dessa área sadia.

Em caráter experimental, existe o implante cirúrgico de um auxílio miniaturizado de visão subnormal, porém esse recurso ainda requer melhorias.